KB120961

나는 대한민국
물리치료사다

나는 대한민국
물리치료사다

초판 1쇄 발행일 2016년 4월 1일
초판 12쇄 발행일 2023년 11월 21일

지은이 이문환
펴낸이 양옥매
디자인 이윤경
교 정 조준경

펴낸곳 도서출판 책과나무
출판등록 제2012-000376
주소 서울특별시 마포구 방울내로 79 이노빌딩 302호
대표전화 02.372.1537 **팩스** 02.372.1538
이메일 booknamu2007@naver.com
홈페이지 www.booknamu.com
ISBN 979-11-5776-176-0(03510)

이 도서의 국립중앙도서관 출판시도서목록(CIP)은 서지정보유통지원 시스템
홈페이지(http://seoji.nl.go.kr)와 국가자료공동목록시스템
(http://www.nl.go.kr/kolisnet)에서 이용하실 수 있습니다.
(CIP제어번호 : CIP2016008313)

*저작권법에 의해 보호를 받는 저작물이므로 저자와 출판사의 동의 없이 내용의 일부를
 인용하거나 발췌하는 것을 금합니다.
*파손된 책은 구입처에서 교환해 드립니다.

나는 대한민국
물리치료사다

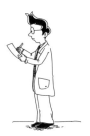

이 문 환 지음

PHYSICAL THERAPY

책나무

칼보다 무서운 것이 글이라고 했다.

강한 어투로 말을 뱉어내듯이 글을 적는 나의 글쓰기로 인해 더러는 사이다같이 시원하다 하는 분들도 있지만, 반대로 마음의 상처를 받는 분들도 있을 것이다.

모든 대중을 만족시킬 수 없다면 나의 입장에서 글을 적기로 했다. 그리고 앞으로 닥쳐올 비판을 감수하겠다는 마음으로 글을 적었다.

"나는 대한민국 물리치료사다" 라는 제목에서 알 수 있듯이, 물리치료사로 살아가는 서러움으로 이 책을 집필하였다. 대한민국 권력의 중심에 있는 판검사, 의사 그리고 교수. 이 세 축에 끼이지 못하는 물리치료사들. 이들 중 그 어느 누구도 "나는 대한민국 물리치료사다"라고 말하지 않는다. 그냥 "물리치료사"일 뿐이다.

이 책은 내가 물리치료사로서 환자를 치료하면서 격은 임상 경험과 더불어 개인적인 이야기를 중심으로 글을 적었다. 앞서 출판된 두 권의 책은 잘못된 의료지식에 대해 강한 어조로 지적을 하고자 했지만, 실패했다고 나 스스로 결론을 내렸다. 어쩌면 나 스스로 의사가 아닌 주제에 세상 사람들이 모두 어려워하는 의료에 대해 글질을 했고, 더욱이, 현대의료의 잘못된 점을 지적을 했으니 나의 주장이 먹혀들리 만무했을 것이다. 그리고 다시 세 번째 책을 집필하였다.

나의 이런 글질이 계란으로 바위치는 격이라는 것을 잘 안다. 절대 흔들리지 않는 의사사회, 국민들의 낮은 의료지식 수준 그리고 그 어느 누구도 잘못된 의학에 대해 이의를 제기하지 않는 그들. 그들을 향해 힘없는 물리치료사가 온몸을 던져 항변한다.

나 스스로 묻는다.
왜 이런 글을 적고 있느냐고?
그 어느 누구도 아니, 적어도 물리치료사 중에서는 아무도 하지 않는, 의사를 막 욕지거리 해대는 이 짓을 내가 무슨 사명이라도 있는 듯 발버둥을 치는지 나도 모른다.

"의사도 아닌것이, 지가 뭘 안다고 글질이야?"

라는 비아냥이 환청처럼 들린다.

힘없는 백성이 대통령 욕이라도 하면서 자신의 신세를 한탄하듯, 대한민국 의료권력을 독식하고 있는 의사사회에 대해 힘없는 물리치료사가 내뱉는 신세한탄이기도 하고, 의사들을 향해 똑바로 하라는 지식인으로서의 일침이기도 하고, 더불어 함께 하자는 간절한 호소 혹은 바램이기도 하다.

이 책은 4개의 단락으로 구성하였다.
첫째단락은 요즘의 대세라고도 할 수 있는 척추질환에 대해 적었다. 어쩌면 나의 개인적인 일기같기도 하지만, 이야기를 풀어가면서 현대의학의 잘못된 점을 지적하고자 했다.

둘째단락은 내가 격은 임상경험을 적었다. 치료 도중에 격었던 아찔했던 의료사고도 숨김없이 적을려고 노력했다.

셋째단락은 물리치료사는 어떤 직업이며, 물리치료사들에게 바라는 점에 대해 적었다.

마지막 넷째단락은 물리치료사인 내가 바라보는 의사들의 행태를 지적하고자 했다. 의료권력을 독식하고 있는 의사집단을 향한 힘없는 물리치료사가 내지르는 항변이다.

글쓰기를 마무리하고 보니, 책의 내용이 깊이가 없는 것이 많이 아쉽다. 깊이 들어가지 않으려고 했던 나의 의도 또한 있었다. 그 이유는 앞서 출판한 두 번의 책을 통한 실패의 경험에 따른 것이다.
또 한번 대중들의 평가를 받고자 한다. 부디 이 책을 통해 현대의학을 바라보는 관점이 바뀌어지는 계기가 되기를 소원해 본다. 계란으로 바위를 깰 리 만무하지만.

마지막으로, 나의 글쓰기를 아무런 토달지 않고 묵묵히 지켜봐주고, 늘 곁에 있어준 내 사랑하는 아내 이은아씨에게 감사드린다. 그리고 내가 가진 모든 것인 내 아들 창민이와 너무도 예쁜 공주님 다경이에게 자랑스런 아빠가 되겠다는 그 약속을 지키기 위해 노력하고 있다고 말해주고 싶다. 두 아이가 컸을 때 나의 마음을 이해해 주기를 바래본다.

2016년 2월 이 문 환

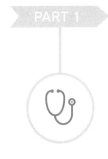

PART 1

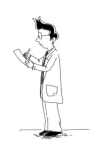

척추에 대해
제대로 알려 주마

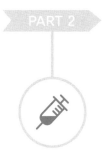

PART 2

내 임상경험
이야기

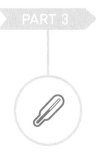

PART 3

나는
물리치료사다

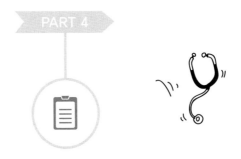

PART 4

물리치료사가 바라보는
의사의 모습

PART 1

척추에 대해
제대로 알려 주마

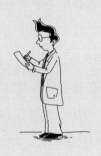

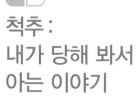

척추 :
내가 당해 봐서
아는 이야기

2013년 추석 다음 날.

가족들과 함께 의령 일봉사 유원지에 놀러갔을 때의 일이다. 나는 아들 녀석이 노는 물놀이장에 설치된 미끄럼틀을 타고 내려오다가 예상치도 못하게 길이가 짧은 미끄럼틀의 끝부분에 허리를 부딪치는 사고를 당했다.

부딪히는 순간, 극심한 통증을 느끼면서 물속으로 가라앉았다. 의식은 멀쩡했기 때문에 헤엄을 쳐서 물 밖으로 나왔는데, 허리에 뭔가 큰 이상이 생겼음을 느꼈다. 도저히 걸을 수가 없었던 것이다.

하지만 적어도 척수손상은 아니었다. 만일 척수손상이라면,

내 두 다리가 마비되어 일어서지를 못했을 것이다. 다행히도 단순한 타박상이었다.

부딪힌 부위의 근육을 스트레칭을 하면 근육이 풀릴 것 같았지만, 도무지 허리를 움직일 수가 없었다.

나는 아내에게 치료를 부탁했다. 치료를 받는 중에는 아릿한 통증이 느껴지면서 근육이 풀리는 것 같았지만, 일어나서 움직이려고 하니 도저히 움직일 수가 없었다. 더 이상 물놀이를 할 상황이 아니라는 것을 직감적으로 알아챈 나는 엉거주춤한 모습으로 겨우 차를 운전해서 집으로 돌아왔다.

다음날 아침에 자고 일어나는데,
허리와 엉덩이 쪽으로 번개가 치는 듯한 통증이
느껴졌다.

대체 어디에 문제가 생긴 것인지 곰곰이 생각했다.

요방형근과 척추기립근의 심한 타박상에 의해 척추가 틀어지면서 신경을 자극하고 있다는 판단이 들었다.

그렇다고 해도 별 문제가 되는 것은 아니었다. 골절이 아니라면 결국 근육의 문제이기 때문에 근육의 작동 원리, 즉 기능해부학에 대한 전문적인 지식이 있는 나는 막연한 두려움은 없었다. 오히려 추간판탈출증을 알 수 있는 좋은 기회라고 여겼다.

추석 뒷날 문을 연 한의원이 있어서 치료를 받으러 갔다.
"어떻게 하다 허리를 다치셨어요?"
젊은 남자 한의사분이셨다.
"네, 어제 아들과 물놀이 하다가 옆구리를 부딪쳤습니다."
이 한마디 말만 듣고는 한의사는 나의 왼쪽 허리에 사혈을 했다. 그리고 침을 놓고 전기치료를 했다. 한의사 역시 단순한 타박상 정도일 것이라고 판단했을 것이다.
치료를 끝내고 한의원을 나왔지만, 통증은 거의 사라지지 않았다. 시간이 지날수록 통증은 오히려 더 심해지고 있을 뿐이었다.

혹시 척추가 골절된 것은 아닐까 하는 생각에 그다음 날 M 정형외과에 가서 엑스레이 사진을 촬영했다. 척추골절이라면 수술을 해야 하는 상황이다. 그렇다 해도 받아들일 수밖에 없다는 생각을 하고 정형외과를 찾았으나, 다행히도 골절은 아니었다.
그렇다면 문제는 근육인 것이다. 그 다음부터는 나 스스로 치료할 수 있을 것 같았다.

침대에서 일어나거나 소파에 앉았다가 일어나면 왼쪽 엉덩이 쪽으로 번개가 치는 듯한 통증이 느껴졌다. "으이구, 으이구" 하는 만성통증이 아니라, "으악~!" 하는 고함소리가 절로 날 정도의 통증이었다. 책에서만 봐오던 예리한 통증(Sharp pain)이 이런 느낌이구나하는 생각이 들었다.

치료전문가로서 나에게 나타나는 통증의 원인이 무엇인지 계속 생각한 결과, 요방형근의 문제였다. 앉아 있으면 허리가 틀어지는 느낌이 들었다. 오래 누워 있는 것 역시 불편한 나머지, 일어나서 걸었다. 걸을 때는 아랫배에 힘을 넣고 걸었다. 그런데 걷다 힘들어 앉으면 또다시 번개가 치는 통증이 나타났다.

요방형근뿐만 아니라 장요근과 척추기립근, 엉덩근이 모두 손상된 듯한 느낌이었다. 문제는 이들 근육들의 손상 정도가 심해서 회복이 늦어지는 것일 뿐이지, 결국은 근육의 문제라는 확신이 있었다.

계속 걸었다. 앉고 싶었지만, 계속 걸었다. 보폭을 크게 하고 걸었다. 가볍게 뛰어 보았다. 주저앉을 정도로 아팠다.

더러 요방형근과 척추기립근 그리고 장요근을 스트레칭하기도 했다.

시간이 지날수록 통증이 조금씩 사라지는 것을 느낄 수 있었다. 앉았다가 일어설 때 엉덩이 쪽으로 번개가 치는 듯한 통증이 약해지기 시작했다. 그리고 이틀 후에는 허리통증만 우리하게 남아 있었다.

그렇게 추석 연휴 3일을 보내고 출근을 했다. 여전히 왼쪽 허리에 통증은 남아 있었지만, 엉덩이와 다리 쪽으로 느껴지던 번개가 치는 듯한 통증은 많이 사라졌다.

그리고 예약된 환자 치료가 끝나면 스스로 전기치료를 했다. 주파수와 강도를 조절해 가면서 최대의 강도로 자극을 했다. 전기치료가 끝나면 한 시간 정도 허리에 전기가 흐르는 느낌이 들었다.

그 어디에도 심하게 손상당한 내 허리를 손으로 치료할 수 있는 전문가는 없었다. 그렇게 약 2주 정도 스스로 치료를 한 결과 나의 허리는 테니스도 칠 수 있을 만큼 완치되었다. 그렇게 치료는 끝났다.

그리고 2016년 지금.

지난주 일요일에는 테니스 친구들과 무주스키장에도 다녀왔다.

당시 내가 겪은 통증은 나의 아이들과 내 아내가 가장 잘 안다. 내가 겪은 고통이 어느 정도였는지……. 자리에서 일어 나거나 조금만 움직여도 번개가 치는 듯한 통증 때문에 나도 모르게 고함을 쳐야 했던 그 통증을 말이다.

당시의 경험은 척추전문가로 살아가는 필자에게 그 무엇과도 바꿀 수 없는 좋은 경험이었다. 디스크 환자들의 고통이 어 느 정도인지 직접 경험할 수 있는 좋은 계기였다.

암튼, 2013년 추석 연휴의 기억은 내 평생 잊지 못할 최고의 경험이 될 것이다.

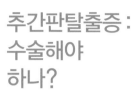

추간판탈출증 :
수술해야
하나?

어느 날, 40대 후반의 남자 환자분이 오셨다.

MRI를 찍어 보니 허리디스크라서 수술을 해야 한다는데, 정작 본인은 다리가 저리지도 않고, 가끔씩 허리가 뻐근하게 아픈 정도라고 한다. 테니스도 자주 칠 정도로 그렇게 문제가 되지는 않는다고 하신다. 수술은 원치 않아서 도수치료를 받기 위해 내원을 하셨다고 한다.

이 환자처럼

MRI 상에 추간판이 탈출되었다고 하더라도
환자가 디스크 증상을 보이지 않는 경우가 있고,

반대로 MRI 상에는 아무런 문제가 없음에도 불구하고 환자는 디스크 증상을 보이는 경우도 있다.

이 둘을 어떻게 구분해야 할까?

먼저, 추간판탈출증이나 파열이 되었다 하더라도 환자가 다리 저림이나 심할 경우 다리마비 증상이 나타나지 않으면, 추이를 지켜보는 것이 먼저다. 서둘러 수술을 의뢰할 필요도 없고, 수술을 해서도 안 된다. 이건 의사의 양심의 문제인 것이지, 전혀 의학적인 문제가 아니다. 수술을 의뢰하거나 수술을 하는 것은 추후 디스크 증상으로 인해 일상생활에 문제가 생길 때 고려해야 할 대상인 것이다.

두 번째, MRI 상에서 디스크나 척추의 문제가 없음에도 불구하고, 환자가 신경학적인 증상을 보이는 경우는 어떻게 해야 할까?

이 경우는 언젠가는 어쩌면 곧 MRI 상에 디스크의 문제나 척추의 퇴행과 같은 변화가 관찰될 가능성이 높다. 이 가능성은 치료를 하지 않았을 때를 말하는 것이다.

그렇다면 MRI 상에 아무런 문제가 없음에도 불구하고, 환자가 신경학적인 증상을 보이는 이유는 무엇일까? 이 경우는 어쨌거나 신경이 자극을 받고 있다는 사인이다. MRI 상에 눈으로 보이는 문제가 발견되지 않는다는 것이지, 추간판이나 척추가 정상이라는 것은 결코 아니다.

MRI 상에는 디스크가 탈출되었지만, 환자는 아무런 증상을 호소하지 않는 경우 역시 마찬가지다. 탈출된 디스크가 척추의 후외측으로 주행하는 척추신경(spinal nerve)을 자극하지 않기 때문에 환자가 신경학적인 증상을 호소하지 않는 것이지, 언젠가는 다리 저림과 마비증상이 나타날 것이다.

따라서 위의 두 경우 모두 도수치료를 통해 추간판과 척추에 가해지고 있는 압력을 없애 주는 치료를 해야 한다.

추간판과 척추에 가해지고 있는 압력을 없애라?

그렇다. 추간판과 척추에 비정상적인 압력을 가하는 힘은 장요근과 척추기립근이 굳어 있을 때 요추를 앞쪽으로 당기기 때문에 척추 내부의 압력이 증가하는 것이다. 이 증가된 힘이 추간판을 후외측으로 밀어내는 것이다.

지금 현재는 MRI 상에 아무런 문제가 없다고 하더라도, 환자가 신경학적인 증상을 보이고 있기 때문에 앞서 언급한 두 개의 근육을 타깃으로 계속 치료를 해나가야 한다. 치료를 해 나갈수록 환자가 호소하는 신경학적인 증상은 없어질 것이다.

그리고 MRI 상에 추간판이 탈출되었지만, 환자가 신경학적인 증상을 호소하지 않는 경우에도 마찬가지다. 앞서 언급했듯이 추간판이 탈출되기는 했지만 척추신경은 누르지 않을 정도로 탈출된 경우이며, 언젠가는 신경학적인 증상이 나타날 것이기 때문에 척추에 가해지는 압박력을 없애 주는 치료를 통해 탈출된 디스크를 제 위치로 복원시켜야 한다.

증상이 있다고 해서 다 문제가 있는 것은 아니며,
반대로 증상이 없다고 해서 다 문제가
없는 것이 아니다.

척추수술은 할
필요가 없다? :
진실 혹은 거짓

 경기도에 사는 박모(51 · 전 조선소 용접공)씨는
2009년 6월 한 전문병원에서 목 디스크(추간판탈
출증) 수술을 받았다. 입원 사흘 만이었다.

병원에선 "한 시간 만에 끝나는 간단한 수술"이라고 했다. 김씨는
수술 전 물리치료나 약물치료를 받은 적이 없다. 얼마 안 가 수술
부위(경추 4, 5번)가 내려앉아 고정술(지지대를 대고 나사못으로
고정)을 받았다. 최근엔 염증이 생겨 4, 5번 경추를 빼내고 인공
보형물을 넣었다. 성급한 수술이 또 다른 수술을 부른 것이다.

의료계 한쪽에서는 심평원의 수술 통제가 현실을 무시한 것이라고
반발하기도 한다. 한 전문병원 관계자는 "수술이 필요한 환자가
전문병원으로 몰리다 보니 수술이 많은 것일 뿐"이라며 "우리가
과잉수술의 온상으로 비치는 게 억울하다"고 말했다. 한 대학병원
교수는 "환자의 질병 상태는 모두 다르다. 환자를 종합 진단해

필요할 경우 수술하는 것인데 심평원이 현실을 무시하고 기준만 들이댄다"고 말했다.

심평원이 과잉수술에 칼을 빼 들자 일부 병원이 비싼 비수술적 비보험 치료에 눈을 돌리는 부작용이 나타나고 있다. 서울대병원 정천기(신경외과) 교수는 "버스에 '수술 없이 척추질환이 완치된다' 는 과장광고가 붙어 있다"며 "수술을 꽉 누르니까 비수술이 비정상 적으로 커져 풍선효과가 나타난 것"이라고 말했다.

– 〈중앙일보〉 신성식 기자, 2013. 02. 07.

의사들도 척추수술은 꼭 하지 않아도 된다고 한다. 버스나 인터넷 등에서 척추수술 없이 치료를 한다고 광고를 하고 있 다. TV에 나오는 의사들의 한결같은 주장이다.

> "척추수술은 반드시 하지 않아도 되며,
> 꼭 필요할 경우만 해야 된다."

하지만 현실은 어떠한가.

전 세계적으로도 우리나라가 가장 높은 척추수술률을 기록하 고 있다. 그 이유에는 여러 가지가 있겠지만, 우선 위의 기사 에서도 추정할 수 있듯이 척추전문병원이 기하급수적으로 증 가하고 있고, 환자들의 쏠림현상이 있다는 사실이다.

내가 사는 진주만 하더라도 대부분의 병원급 의료기관은 척추수술을 전면에 내세우고 있다. 그리고 웬만한 병원에서는 MRI 장비를 구비하고 있다. 인구 35만 명의 작은 소도시에서 이토록 많은 척추전문병원이 있으니, 척추수술률이 높지 않을 수가 없을 것이다.

인터넷이나 TV 혹은 의사들이 집필한 책에서 주구장창 강조하는 것이 의사의 입으로 척추수술은 꼭 하지 않아도 된다고 하는 것이다. 이는 수술을 하지 않는 한의사까지 거들고 있다. 사실인가? 설령 이 말이 사실이라고 하더라도, 꼭 하지 않아도 될 척추수술이 전 세계에서 어찌 1등이 된다는 말인가! 어불성설이며, 언어도단이 아닐 수 없다.

척수수술을 하지 말라고 이야기하는 의사들. 그들의 공통점은 자신들도 척추수술을 하고 있다는 이율배반적인 행태를 보인다는 것이다. 자신은 정작 환자들의 척추를 수술하고 있는 마당에 입으로는 척추수술이 필요 없다고 말하고 있으니, 이걸 어떻게 이해하고 해석해야 할지 답답한 노릇이다.

소위 '시술'이라는 것은 수술에 포함을 시키지 않는 것일까? 언젠가부터 '수술'이 아닌 '시술'이라고 말하면서 환자를 오해하게 만들고 있다. 과연 시술과 수술의 차이가 무엇이란 말인가? 수술은 원어로 'Operation' 혹은 'Surgery'이다. 그렇다면 시술의 원어는 무엇일까?

없다. '시술'은 그저 한국에서만 존재하는 단어인 것이다.

원래, 시술이라는 말은 비의료인들이 소위 말하는 야매로 고객들의 눈썹 문신이나 보톡스 혹은 피부리프팅 등을 하는 용어였는데, 언젠가부터 의사들이 이 용어를 사용하고 있다. 수술이라는 공포로부터 환자를 유인하기 위해 의사 스스로 이율배반적인 행동을 하고 있는 것이다.

결국 시술 또한 수술일 뿐, 그 둘은 수술기법의 차이일 뿐이지, 수술이 아닌 것이 아니라는 말이다.

그렇다면 이 장의 제목처럼 실제로 척추수술은 하지 않아도 되는 것일까?

나의 답변은 한결같다.

> "그렇다. 척추가 골절되지 않는 이상
> 척추수술은 단 한 건도 하지 않아도 된다."

추간판탈출증, 디스크파열, 퇴행성 척추증, 척추관협착증, 추간공협착증, 척추분리증, 척추전방전위증 등 척추질환과 관련된 모든 질환에는 단 한 건도 수술이 필요 없다. 아니, 수술을 해서는 안 된다는 것이 나의 흔들리지 않는 확고한 신념이다.

척수수술은 득보다 실이 많다는 사실은 의사들도 알고 있다. 자기 가족은 척추수술 안한다는 말이 왜 나왔겠는가?

현재, 그 어느 누구도 앞서 언급한 척추질환의 발생 원인을 알지 못한다. 인터넷 백과사전에도 그렇게 명시되어 있고, 정형외과학 책에도 그렇게 명시되어 있고, 세계적인 유명 백과사전 사이트에도 그렇게 명시되어 있다.

"원인은 잘 모른다." 혹은 "아직 밝혀져 있지 않다."

원인을 모르는데, 대체 뭘 치료하고 있단 말인가? 그저 결과만을 치료하고 있다. 이것이 현대의료의 현실이다.

밀려나온 디스크, 협착이 된 척추관과 추간공, 전방으로 전위된 척추, 퇴행이 된 척추를 어찌해 보려고 시도하고 있다. 진통제를 놓기도 하고, 인공디스크를 넣기도 하고, 밀려나온 디스크를 레이저나 고주파로 지지거나 혹은 칼로 자르거나 (discectomy) 혹은 척추신경이 빠져나오는 뼈를 잘라 내는 수술

(laminectomy)을 한다.

수술을 해서 조치를 취했는데, 왜 재발할까? 두말할 거 뭐 있나? 원인인자가 아직 남아 있기 때문이다.

어떤 이는 수술 전에 비해 통증이 더 증가하기도 한다. 못 죽어 사는 사람도 많다. 한 부위에 척추수술을 세 번 했다는 환자를 만난 적도 있었다. 이런 환자를 만나면 화가 치밀어 오른다. 의사의 말만 믿고 세 번이나 수술을 한 환자도 밉고, 그렇게 수술을 한 의사도 밉다.

물리치료사에게 강조되는 격언이 있다.

"환자를 아프게 하지 마라. 그리고 모르면 손대지 마라."

어설픈 수술을 권하는 대한민국의 의사사회는 반드시 비판받아 마땅할 것이다.

"모르면 수술하지 마라."

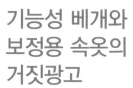

기능성 베개와
보정용 속옷의
거짓광고

잠을 자는 동안 목을 정상적인 형태로 잡아 주는 보조기.
그것도 베개를 베고 자기만 하면 된다는데, 목이 아파 고생하는 분들에게 이보다 더 좋은 희소식이 어디 있을까? 힘들게
시간을 내서 병원에 가서 치료를 받는 성가신 일을 하지 않아도 잠을 자는 동안 내 아픈 목이 괜찮아진다는데, 어느 누가
이 유혹에서 자유로울 수 있을까! 목통증에 좋다 하면 지푸라기라도 잡는 심정으로 혹하는 마음이 생기는 것은 당연할 것이다.
그렇다면, 실제로 잠을 잘 때 기능성 베개를 베고 자는 것만으로 척추가 바로 잡히고, 환자는 통증으로부터 자유로워질

수 있을까?

천만의 말씀이다.

인체는 쇳덩어리가 아니다.

일자가 된 척추뼈를 베개를 이용해서 만곡을 만들어 주면 목
뼈가 C자가 되고 환자의 통증이 사라진다고 광고를 한다.
이런 사고방식은 인체를 쇳덩어리로 보고 있는 전형적인 모
습이다.

누워 있을 때 베개로 바로 잡은 목뼈가 과연 일어서서 걸어
다니는 동안에도 그 상태가 유지될까?

평생을 누워만 산다면 경추는 C자 모양을 유지하겠지만, 인
간은 결국 일어서서 걸어 다녀야 한다는 측면에서 본다면,
환자가 힘을 뺀 채 척추가 유지되는 형태는 일어서서 걷는 순
간 근육에 힘이 들어가면서 근육이 굳어 있는 상태로 척추를
변형시키기 때문에 결국은 굳어 있는 근육이 풀리지 않는 한
일자로 펴진 목뼈는 제자리로 돌아가지 않는다.

인간이 수면을 취하는 약 8시간 정도의 시간 동안 시체처럼
관에 누워 있듯이 반듯이 움직이지 않은 채로 누워 있다면 경

추가 바로 잡힐까?

목 베개의 공통점은 경추의 모양을 잡아 준다는 것이다. 목이 일자목이나 거북목 혹은 이와는 반대로 과도하게 전만이 되어 있는 경추를 수면 중에 베개로 목을 바로잡아 준다고 하니, 이 말에 혹하지 않을 사람들이 어디 있겠는가?

하지만 경추베개는 목통증에는 전혀 도움이 되지 않으며, 경추의 모양을 바로잡는 데도 한계가 있다. 나의 이런 주장에 대해 반론을 제기하는 사람도 있겠지만, 목이 뻐근한 사람이라면 몰라도 일자목이나 거북목 혹은 목디스크 환자가 치료 목적으로 사용해서는 효과가 없음을 강조하고 싶다. 기능성 베개의 효과는 일반 베개와 그 효과가 같다고 해도 과언이 아니다.

사람이 잠을 잘 때에는 수십 번을 몸을 뒤척이면서 잠을 자게 되어 있다.

몸을 뒤척이는 이유에는 여러 가지가 있겠지만, 몸을 뒤척이는 과정을 통해 근육이 경직되는 것을 방지하는 역할을 하기도 한다.

목을 움직이지 않은 채 시체의 관 속에 넣어둔 것처럼 가만히 있으면, 목 주위 근육들은 오히려 경직될 것이다. 그리고 아침에 일어났을 때 목이 더 안 돌아가기도 하고, 계속 사용할 경우에는 이보다 더 심각한 문제가 생길 가능성도 있다.

'고침단명(高枕短命)'이라는 말이 있다.
베개는 높이가 높지만 않으면 된다. 아니, 본인 스스로 누웠을 때 편안한 높이의 베개를 사용하면 된다. 여기에서 '편안하다'는 것은 근육이 이완된다는 의미이다. 근육이 이완된 상태가 유지되어야 뭉친 근육이 풀리고, 틀어진 척추는 제 모습을 찾게 된다.
더러 목뼈의 만곡이 과도해지는 전만일 경우, 베개를 베지 않는 것이 더 편하다. 그 이유는 베개를 베지 않으면 목뼈가 펴지게 되고, 굳어서 짧아져 있던 목덜미 근육이 늘어나기 때문에 근육이 이완되고, 혈액순환이 개선되기 때문이다.
제발 인간의 몸을 쇳덩어리로 보고 제품을 만드는 것을 지금 당장 그만두기를 바란다.
무지로 인해 그 제품을 사는 국민들의 잘못일까? 아니면, 무지한 국민들을 이용해서 사기 치는 기업가들이 문제일까? 과연 그 또한 새로운 시장을 개척했다는 측면에서 긍정적으로 봐야 할까?

보정용 속옷도 매한가지다.

더러 여성 환자분들 중에 몸에 꽉 끼는 체형보정용 속옷을 입고 다니시는 분들이 많다. 처진 살을 보정해 주기 위한 목적도 있지만, 허리통증이 심해서 보정용 속옷을 입는 분들도 많다.

이런 분들에게 내가 한결같이 드리는 말씀이다.

"어머니, 보정용 속옷을 입을수록 허리는 안 낫습니다."

대부분은 나의 말을 믿지 않으신다. 옷을 판매하던 분들의 이야기를 익히 들었기 때문이리라. 허리에 좋다는 그 말을…….

물론 몸을 강하게 압박하면 복근을 눌러 주기 때문에 허리가 펴지고 편안해진다. 그렇다고 이런 기분 좋은 느낌이 계속되는 것은 아니다.

근육은 너무 많이 사용해도 경직되면서 굳어지지만, 반대로 보정용 속옷에 의해 사용하지 않으면 위축된다. 장시간 보정용 속옷을 착용한 분들은 보정용 속옷을 벗으면 근육에 힘이 없어서 요통은 더 악화될 것이며, 처진 뱃살은 자꾸만 더 처질 뿐이다.

허리가 아픈 분은 먼저 치료를 통해 뭉친 근육을 풀어 주고, 척추를 바로 세우는 과정을 통해 통증을 없애야 한다. 또 뱃살이 걱정인 분들은 운동을 통해 지방을 연소시켜 줘야만 살이 빠지는 것이지, 보정용 속옷으로 어찌해 보겠다는 생각을 하는 순간 내 몸은 자꾸 망가져 갈 뿐이며, 쓸데없이 헛돈을 낭비하는 누를 범하게 될 뿐이다.

언제쯤 인간의 몸을 기계나 쇳덩어리로 보는 관심이 바뀔런지 걱정이다.

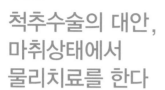

척추수술의 대안,
마취상태에서
물리치료를 한다

만성통증이 심해서 밤에 악몽을 꾸고, 진통제를 복용해도 통증이 사라지지 않는다는 환자를 마취상태에서 도수치료를 통해 척추교정을 하는 동영상을 유튜브에서 본 적이 있다.
한국에서도 의사와 물리치료사가 함께 수술실에 들어가서 환자를 마취시킨 다음 환자의 몸이 최대로 이완된 상태에서 근육을 풀고, 척추와 관절을 교정하는 치료를 해 본다면 어떨까 하는 생각을 한 적이 있다.

실제로 목디스크 환자는 목근육이 심하게 굳어 있는데, 이러한 환자의 목근육을 풀기 위해서 자극을 하면 환자 역시 통증이 있기 때문에 목에 힘을 주면서 저항을 하게 되고, 치료를 하는 필자 또한 근육을 잡은 채 환자의 힘이 빠질 때까지 기다려야 하니 여간 곤욕이 아니다. 시간이 지날수록 굳어 있던 근육이 조금씩 풀리면서 환자도 힘을 조금씩 빼고 이완을 하게 되면 깊은 수면에 빠지는 환자를 쉽게 만나게 된다.

일단 환자가 수면상태로 빠져들면 치료는 매우 쉽다. 돌덩어리같이 딱딱하게 굳어 있던 근육이 말랑말랑해지며 풀리는 것을 느낄 수 있다.

하지만 모든 환자들이 수면상태에 빠지는 것이 아니기 때문에 환자는 압박성 통증을 견디면서 치료를 받아야 하고, 치료를 하는 필자 또한 환자가 힘을 뺄 때까지 일정한 힘을 계속 주고 있어야 하니, 치료를 하는 사람이나, 치료를 받는 환자 모두 여간 곤욕스러운 일이 아니다.

이렇게 근육이 심하게 굳어 있는 사람은 척추교정도 되지 않는다. 그 이유는 척추를 교정하기 위해서 힘을 가하는 순간 환자가 몸에 힘을 주기 때문이다. 환자가 힘을 빼지 않은 상태에서 환자보다 더 강한 힘으로 교정을 하다보면 근육이 순간 뜨끔하면서 손상이 되기도 한다.

이처럼 근경직이 심한 환자들은 초기에는 교정이 되지 않으며, 근육이 풀리는 만큼 교정이 되기 시작하면서 나중에는 24마디 척추가 원활하게 제 위치로 정복이 되면서 교정된다. 교정이 되지 않으면 환자의 증상은 좋아지지 않으니, 교정을 원활하게 하기 위해서는 근육이 일차적으로 풀려야만 하는 것이다.

이렇게 근경직이 심한 환자를 효과적으로 치료할 수 있는 방법이 없을까? 여러 가지를 생각해 본 결과, 유튜브 동영상에서 아이디어를 착안한 '마취하 도수교정(manipulation under anesthesia)'이다.

마취실에서 마취과 의사의 동행 하에 환자를 마취시킨 후 물리치료사가 환자의 근육을 이완시키고, 관절가동운동을 시키고, 척추를 교정하는 치료를 한다면 치료 효과가 극대화되

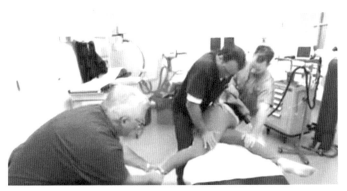

마취하에 도수교정을 하는 유튜브 영상 캡처 화면

지 않을까 하는 것이다. 꼭 한번 시도해 보고 싶은 치료방식이다.

하지만, 쉽지만은 않을 것이다.

먼저, 의사의 동의 문제다. 수술을 하는 것도 아닌데, 근육을 풀고 척추를 교정하기 위해 수술실에서 마취하에 치료를 하겠다고 한다면 아마도 동의하는 의사는 한 명도 없을 것이다.

두 번째는 치료비 문제다. 현재 도수치료비는 약 3만 원에서 10만 원 내외이다. 하지만 수술실에서 마취상태에서 치료를 한다면, 1회 치료비용은 수십만 원에서 많게는 수백만 원이들 것이다. 이 치료비용을 감당할 환자가 과연 얼마나 있을지에 대한 의문이다.

만약, 극심한 만성 통증으로 인해 근육이 전혀 풀리지도 않고, 환자는 고통스러워하고, 척추가 교정이 되지 않아 호전이 전혀 없어서 평생을 통증으로 고생하는 분들 가운데 그 고통이 죽고 싶을 만큼 너무 심한 환자라면 마지막 시도로 마취하에 도수치료를 한번 시도해 보는 것은 어떨까 하는 생각을 해 본다.

현재, 미국의 물리치료사는 의사이다. 의사, 치과의사, 한의사로 구분되는 한국과는 달리, 미국은 의사, 치과의사, 카이로의사 그리고 물리치료의사(Doctor of Physical Therapy)가 있다.
이제 더 이상 물리치료사가 의사의 지시나 지도 및 감독을 받
는 부속물(para-medicine)이 아니라, 엄연한 의사(medicine)인 것
이다.

언젠가 도래할 대한민국 물리치료의사의 시대가 온다면, 마
취과 의사와 동행하여 수술실에 들어가서 환자를 치료하는
날이 오지 않을까 하는 기분 좋은 상상을 해 본다.

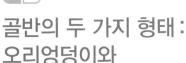

골반의 두 가지 형태 :
오리엉덩이와
일자허리

요통의 90%는 허리뼈가 전만곡 되기 때문이며, 나머지 10%
는 허리뼈가 일자가 되는 경우이다. 이것은 흔들림 없는 진실
이다. 전만곡 되어 있는 허리는 오리엉덩이처럼 되고, 후만곡
되어 있는 허리는 '편평등(flat back or sway back)'이라고 한다.
따라서 요통환자를 치료할 때 허리뼈가 전만 되는 이유를 안
다면, 요통환자의 90%는 치료를 할 수 있다는 소리다. 그리
고 추가적으로 허리뼈가 일자가 되는 이유를 안다면, 나머지
10%의 요통환자 또한 치료할 수 있다.

허리뼈가 앞쪽으로 휘어지는 전만이 되면 골반은 앞쪽으로

회전된다. 이 상태를 '전방경사(anterior tilt)' 되었다고 한다. 이때 전방경사 된 쪽의 다리 길이가 짧아진다. 이와는 반대로 허리뼈가 뒤쪽으로 휘어지는 후만되면 골반은 뒤쪽으로 회전한다. 이 상태가 '후방경사(posterior tilt)' 되었다고 한다. 이때 후방경사 된 쪽의 다리가 길어진다.

더러, 여자 환자분들 중에 골반이 후방경사 되어 있는 경우를 자주 보게 된다. 치료를 해 보면 전만되어 있는 경우보다 치료가 더 쉽지 않다. 그 이유는 장요근이 늘어나서 이완성 긴장상태가 되어 있기 때문이다.

더러, 이완성 긴장 상태에 있는 근육은 근력강화운동을 해서 근육을 수축시켜 줘야만 늘어난 근육이 원래의 길이로 되돌아온다고 알고 있고, 실제로 치료도 그렇게 하고 있다. 하지만 늘어난 근육을 근력강화운동을 통해 짧게 만드는 것은 생각만큼 쉽지가 않다.

나도 처음에는 그런 줄 알았다.

근육이 굳어 있는 상태, 즉, 근육의 길이가 짧아져 있는 경직혹은 단축상태의 근육은 근육을 늘려 주는 신장운동을 하면 원래의 길이로 늘어나며, 반대로 근육이 늘어나서 이완성긴장을 하고 있는 근육은 구심성 수축이 되는 근력강화운동을 하면 원래의 길이로 짧아지는 줄 알았다.

하지만 적어도 내가 알고 있기로는,

그 어느 전문가도 늘어난 근육을
구심성 수축을 통해 근력강화운동을 하면
늘어나서 긴장되어 있는 즉, 원심성수축상태의 근육이
원래의 길이로 짧아진다고 말한 것을 본 적이 없다.

적어도 내가 본 수많은 책과 논문에서는 단 한 번도 없었다.
그렇다면 뭔가? 그냥 단순히 그럴 것이라는 추정이 기정사실
로 받아들여져서 물리치료사들의 머릿속에 각인된 것이다.

내가 환자를 치료해 본 결과는 사실과 달랐다. 물론 나의 이
론이 맞지 않을지도 모른다. 하지만 나의 임상경험을 바탕
으로 이야기하는 것이니, 마냥 허무맹랑한 이야기만은 아닐
것이다.
즉, 근육이 짧아져 있는 단축상태에 있는 근육이나, 근육이
늘어나 있는 이완성 긴장 상태에 있는 근육이나 해당 근육을
계속 자극하면 근육은 자신의 고유한 길이로 회복된다는 것

이 내가 임상을 통해 얻은 결론이다.

근육이 단축되어 있거나 늘어나 있는 경우 모두 근육은 정상 상태가 아니기 때문에 해당 근육에는 단단한 띠(taut band)가 만들어진다. 단단한 띠를 '통증점'이라고도 하고, '발통점(pain point)' 혹은 '트리거 포인트(trigger point)'라고 한다. 근육에 이 처럼 단단한 띠가 있다는 것은 해당 근육이 손상되어 있다는 것을 의미하고, 이 단단한 띠를 해결하는 방법은 이미 책에 언급되어 있다.

즉, 근육 내에 근피로가 생긴 근육을 조직학적으로 보면 근육을 싸고 있는 막의 교원질이 꼬여 있는 형태를 보인다. 실로 짠 옷감에서 하나의 코가 빠져서 실이 엉키게 되면 그 부위에 실이 돌돌 말려 있는 것을 생각하면 이해하기 쉬울 것이다. 이렇게 근피로에 의해 근막이 꼬이게 되면 해당 부위에 단단한 띠가 만져지게 되고, 이 부위를 누르면 환자는 통증을 호소한다.

이 단단한 띠를 해결하는 방법은 휴식, 이완, 스트레칭, 열, 마사지, 허혈성 압박 등을 통해 자극을 해 주면 풀린다.

뭉쳐 있는 근육을 푼다는 표현은 영어에서 'wind(꼬인다)'와

'unwind(풀린다)'라는 단어가 있다. 단축되어 있는 근육이나 늘어나 있는 근육이나 할 것 없이 근육을 싸고 있는 막에는 이러한 꼬임현상이 발생하는 것이다. 따라서 꼬여 있는 발통점을 앞서 언급한 방법으로 자극해 주면 풀리는 것이다.

필자 또한 꼬여 있는 근막을 풀기 위해 이런 저런 다양한 방법을 시도해 보았고 여러 테크닉도 구사해 봤지만, 역시나 가장 효과적인 방법은 그 어떤 도구나 첨단 장비가 아니라, 치료사의 손이 최고의 도구라는 것을 알게 되었다.

이제 원점으로 되돌아가 보자.

골반이 전방경사 되는 것은 ①흉추 12번부터 요추 5번의 횡돌기에서 시작하여 골반을 지나 사타구니 안쪽에 있는 대퇴골의 소전자(lesser trochanter)까지 연결되어 있는 장요근과 ②골반 뒤쪽에서 양쪽 척추를 따라 목까지 연결되어 있는 척추기립근 그리고 ③골반의 넓은 면에서 시작해서 12번 늑골 아래쪽과 요추의 횡돌기에 붙어 있는 요방형근이 서로 구심성으로 수축해 있기 때문이다.

반대로, 골반이 후방경사 되어 있는 것은 이들 근육들이 늘어나서 이완성 긴장 상태가 된 것이다. 따라서 이들 근육이 풀릴 때까지 흔들림 없이 치료를 하면 된다.

치료사가 해당 근육을 자극했을 때 통증이 있다는 것은 근막이 꼬여 있다는 것을 의미한다. 따라서 해당 근육을 자극했을 때 통증이 생기지 않을 때까지 흔들림 없이 치료를 해나가면 된다.

나는 그 어떤 질환이라도
근력강화운동을 시키지 않는다.

제대로 걷지 않는
여자들이
허리가 아프다

왜 유독 여자들 중에 요통이나 골반통을 호소하고 고관절이
아픈 분들이 많을까?

실제로 물리치료나 체형교정을 받기 원하는 분들의 성비는
약 8대 2 정도로 여자가 압도적으로 많다. 출산과 관련된 문
제, 근력의 문제, 활동량의 부족 등 여러 가지 원인이 있겠지
만, 근원적인 문제는 여성들의 걷는 모습에 있다는 것이 나
의 생각이다.

나는 치료전문가이기 때문에 길을 걸어가는 사람들의 모습을
유심히 보는 경향이 있고, 특히 여성들의 고관절을 보는 습
관이 있다. 이러한 과정을 통해 해당 여성이 허리가 아픈지,

그렇지 않은지 대략적인 판단이 된다.

남자보다 여자들이 허리가 많이 아프고,
골반이나 고관절 통증이 많은 이유는
보행 시 고관절이 펴지지 않기 때문이다.

길을 걷는 여성의 오른쪽 다리를 예로 들어 보자. 오른발이
지면에 닿은 다음 발바닥 닿기 이후 발끝 떼기로 이어지는 보
행 단계에서 오른쪽 고관절은 180도로 쭉 펴져야 한다. 모델
이 걷는 모습을 상상하면 된다.

하지만 대부분의 여성들은 발끝 떼기를 할 때 오른쪽 고관절
이 약간 구부러져 있는 모습을 볼 수 있다. 이 경우 발끝으
로 밀어서 추진력을 가하는 것이 아니라, 발바닥을 들어 올
리듯이 앞으로 나아가게 된다. 특히 하이힐을 신은 여성에게
서 이런 현상은 두드러진다.

하이힐이 요통에 좋지 않다고 알려져 있지만, 하이힐을 신더
라도 고관절을 쭉쭉 뻗어서 걷는다면 요통은 생기지 않을 것
이며, 반대로 운동화를 신더라도 고관절이 펴지지 않고 엉거
주춤하게 걸어 다니면 요통은 생기게 된다.

자, 여기서 고관절이 펴지는 것과 펴지지 않는 것이 어떻게 요통에 영향을 미치는지 알아보자.

고관절을 굴곡시키는 작용을 하는 근육은 장요근이다. 인간이 걸을 때 고관절을 구부려서 발끝을 지면에서 들어 올리는 동작이나 양반다리자세를 할 때 작용하기도 한다. 반대로 지면에 발을 디디면 요추를 앞쪽으로 끌고 나오면서 허리에 부담을 주는 근육이기도 하다.

만약 인간이 걸어 다닐 때 고관절을 쭉쭉 펴지 않고 엉거주춤하게 걷는다면, 장요근은 늘어날 기회가 없기 때문에 계속해서 짧아지며 단축된다. 장요근이 단축되면 허리가 펴지지 않는 엉거주춤한 모습을 하게 되는데, 이때 자세를 바로 세우면 장요근이 요추를 앞쪽으로 끌고 나오기 때문에 요추가 전만 된다. 요통의 90%는 바로 이렇게 요추가 전만 되기 때문이다.

이 상태가 지속된다면 젊은 여성은 추간판탈출증이 생기게 되고, 중년 이후의 여성들은 협착증으로 진행된다. 나이가 많은 중년 이후의 여성들 중에서 허리가 아픈 분들의 공통점은 바로 섰을 때 요추가 앞쪽, 즉 안쪽으로 푹 들어가서 홈이 생겨 있는 것을 볼 수 있다. 더러 양반다리를 하면 무릎이 바닥에서 들리는 사람이 있는데, 이 경우도 장요근이 짧아져 있기 때문이다. 지금 당장은 허리가 아프지 않을지 몰라도 언젠가는 허리가 아파서 고생을 하게 될 것이다.

이 글을 읽는 독자분들은 지금 당장 자리에서 일어나서 팔을 뒤로 돌려서 자신의 손으로 허리를 한번 만져 보기 바란다. 허리뼈가 안으로 폭 파여 들어가 있고, 척추 양쪽의 근육이 불룩한 사람은 십중팔구 지금 현재 허리가 아프거나, 지금 당장은 허리가 아프지 않더라도 조만간 허리가 아플 가능성이 높다. 허리근육이 발달해서 좋아할 일이 아니라, 장요근이 요추를 앞쪽으로 끌어당기고 있는 상태이며, 척추 좌우에 있는 척추기립근이 굳어서 뭉쳐 있는 상태이다.

그리고 달려야 한다. 달리면 척추와 관절에 압박성 부하가 가해지기 때문에 좋지 않다고 알려져 있고, 그 대안으로 걷기운동을 많이 하고 있지만, 걷기는 달리기만 못하다는 것이 내 생각이다.

달리지 않으면 허리는 낫지 않는다.

또한 치료를 끝냈을 때 달릴 수 없으면 치료가 끝나지 않은 것이라고 생각해도 무방하다.

인간이 달리지 않기 때문에 고관절이 펴질 기회가 없다. 달릴 때 고관절이 펴지기 때문인데, 이렇게 고관절이 펴지게 되면 장요근이 스트레칭 되기 때문에 요통의 유발 원인근인 장요근이 이완되면서 요통이 사라지는 것이다.

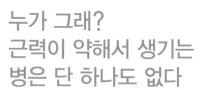

누가 그래?
근력이 약해서 생기는
병은 단 하나도 없다

많은 의료전문가들 혹은 재활전문가들이나 운동전문가들은 근력이 약해서 질병이 나타나고, 통증이 나타난다고 생각을 하고 있다. 흔히 허리가 아프고 목이 아프거나 혹은 어깨가 결리는 모든 것들을 운동 부족 때문이라고 여기고 있으며, 일반인들의 생각 또한 이와 다르지 않다.

하지만 인간의 몸에 나타나는 근골격계 질환 중에서 과연 근력이 약해서 통증이 생기는 질병이 몇이나 될까?

"결론부터 말씀드리면, 단 하나도 없다."

가령, 요통은 허리근육이 약해서 허리가 아프고, 어깨가 결리는 것 또한 운동부족에 의해 근력이 약해서 어깨가 아프고, 목디스크 역시 목근육이 약해서 통증이 생기는 것일까? 아니다. 오히려 요통은 허리근육이 뭉쳐 있기 때문에 허리가 아픈 것이며, 어깨통증 역시 어깨근육이 뭉쳐 있기 때문이다. 목디스크 또한 이와 다르지 않다.

그렇다면 어떻게 해서 이러한 잘못된 정보가 사실인 양 의료전문가들뿐만 아니라, 일반인들의 머릿속에 박히게 된 것일까?

하나의 예를 들어 보자.

평균 근력을 측정하는 표면근전도나 최대근력을 측정하는 등속성장비 혹은 스스로 근육을 수축시키면서 반복하는 횟수 등으로 환자의 해당 근력의 파워를 측정할 수 있다. 요통환자를 예로 들어 보자. 나이와 성별이 일치하는 요통환자 그룹과 일반인 그룹으로 나눈 다음, 허리의 척추기립근을 측정했을 때 요통환자의 척추기립근의 근력과 일반인의 척추기립근의 근력은 누가 더 높게 나타날까?

1. 요통환자 2. 일반인

당연히 허리가 아프지 않은 일반인의 척추기립근의 근력이 높게 나타날 것이다. 이건 초등학생도 다 알 만한 사실이다. 허리가 아파서 힘을 쓸 수 없는데, 근력이 높게 측정될 리 없을 것이다.

그렇다면 해결은 어떻게 해야 할까?

1. 요통환자로 하여금 근력강화운동을 시켜서 일반인의 근력과 동일하게 해 주면 된다.
2. 요통환자의 통증을 없애 주면 된다.

현재, 재활전문가 및 운동전문가 그리고 의료지식이 없는 일반들은 1번이 정답이라고 말할지도 모른다. 아니, 어쩌면 2번이 정답이라고 말하면서 사실은 근력강화운동을 하고 있을지도 모른다.

"단언컨대, 근력이 약해서 나타나는 근골격계 질환은 단 하나도 없다."

물론 근육의 길이가 늘어나 있는 경우에도 근력은 떨어진다. 이 상태는 긴장(muscle tone)이 증가되어 있기 때문에 근력을 측정해 보면 수치가 낮게 나타난다.

아래에 제시된 근육의 길이장력곡선을 보라. 근육은 액틴(actin)과 미오신(myosin)이라고 하는 두 종류의 근섬유가 서로 교차결합(cross-bridge) 하면서 수축이 된다. 이 교차결합이 많은 경우를 '수축' 혹은 '단축' 혹은 '근육의 길이가 짧아진 상태'라고 한다. 반대로 교차결합이 적은 경우를 '이완' 혹은 '신장' 혹은 '근육의 길이가 늘어난 상태'라고 한다.

그림에서 볼 수 있듯이 근육 내에 있는 액틴과 미오신의 교차결합이 중간, 즉 많지도 적지도 않은 수준일 때 가장 큰 힘을 낸다는 것을 알 수 있다.

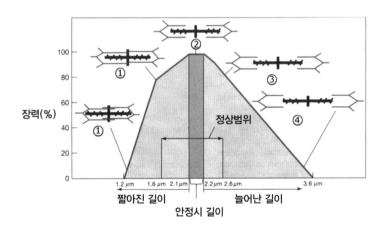

근육의 길이-장력곡선. 근육의 길이가 짧아진 근경직과 근육의 길이가 늘어난 긴장 상태 모두 근력은 감소하며, 중간 범위에서 가장 큰 힘을 낸다는 것을 알 수 있다.

따라서 근육이 뭉쳐 있거나 반대로 늘어나 있는 상태에서는 근력강화 운동을 하더라도 근력은 증가하지 않는다. 오히려 뭉쳐 있거나 늘어나 있는 근육에서 발견되는 단단한 띠(taut band)인 통증점(trigger point)을 손이나 여러 도구를 이용하여 없애 주면 근육은 자기 고유의 길이로 돌아가게 되고, 비로소 제 힘을 발휘하게 되는 것이다.

제발, 통증환자에게 근력강화운동을 시키지 마라.
그리고 이 글을 읽는 독자들은 근력강화운동을 통해 통증을 해결하려고 하지 말고, 우선 치료를 받아 통증을 없애는 것이 우선이라는 사실을 명심하기 바란다. 통증이 없어진 이후에는 근력강화운동을 하건 뭘 하건, 인간이 할 수 있는 모든 운동을 하면 된다.

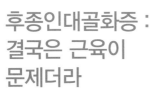

후종인대골화증 : 결국은 근육이 문제더라

누군가가 필자의 카페에 "후종인대 골화증(ossification of the posterior longitudinal ligament, OPLL)"을 어떻게 치료하느냐는 질문의 글을 올렸다.

후종인대 골화증? 정형외과학 책에서도, 다른 그 어떤 의료 서적에서도 언급된 적이 없었던 질환이었다.

'인대가 뼈가 된다고?'

난생 처음 듣는 질환에 인터넷을 검색해 봤다. 다수의 글이 검색되었다. 국내외 기사와 논문 모두 검색을 해 봤지만, 후종인대가 골화가 되는 이유에 대해 알려진 바 없고, 하나같이 잘 모른다는 글뿐이었다.

다음은 국내에 소개된 기사의 내용이다.

 후종인대 골화증은 후종인대가 골화가 되어 뼈로 되는 질환으로, 한정된 척추관내에 골화된 인대가 자라나게 되면 척수신경이 눌려 증상을 나타내게 되는데, 대부분 경추에 발생하고 한국·일본·중국에서 호발하며 미국·독일에서는 매우 낮은 빈도로 생기는 질환이다.

원인은 정확하게 발견되지 않았으나 유전적 요인이 관련되어 있고 가족력이 있는 병이어서 후종인대 골화증 진단을 받으면 직계 가족인 부모와 형제를 병원에 내원하게 하고 단순 방사선 검사(X-RAY)를 통해 질환 유무를 평가하는 것이 좋다.

대부분의 환자는 증상이 경미하거나 목뒤 뻐근함, 손가락 감각이상만을 호소하며 지내다가 후종인대 골화증이 서서히 커져 척수신경을 압박하게 되면 증상이 악화된다. 경추 후종인대 골화증의 증상은 디스크 질환같이 팔 저림 같은 방사통보다는 척수 압박으로 인해 척수병증을 보이는 경우가 대부분이다.

(중략)

보존적 치료에도 불구하고 증상이 진행된다면 수술적 치료를 요하게 되는데 수술적 치료는 목 앞에서 하는 전방 접근 방법과 목 뒤에서 하는 후방 접근 방법이 있다. 전방접근 감압술은 골화된 후종인대를 직접 제거할 수 있고, 제거 후 추체 유합술을 통해 목의 변형이나 불안정성을 예방할 수 있다. 하지만 여러 분절에 걸쳐 후종인대가 있을 경우 시행하기 힘들며, 골화된 후종인대를 제거하는 도중 척수 손상이나 뇌척수액 누출의 위험성이 있다.

– 〈헬스조선〉, 김도형 원장, 2013. 05. 15.

후종인대란, 척추의 뒤쪽에 기다랗게 연결되어 있는 인대를 말하며, 두개골에서 시작하여 천골까지 연결되어 있다. 척추 사이에 있는 24개의 추간판과 붙어 있어서 추간판의 후방탈출을 막아 주는 역할을 한다.

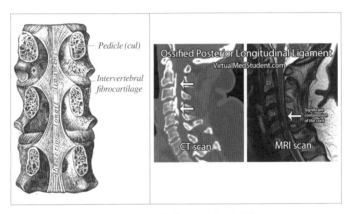

척추의 후종인대(좌)와 골화된 모습(우)

그리고 한 외국 사이트에서 흥미로운 내용을 발견했다.

즉, 후종인대 골화증은 한국인과 일본인들에게 호발하는 경향이 있단다(OPLL is also more common in people of Japanese and Korean descent).

그러던 어느 날, 마침 47세의 여자분이 다른 병원에서 후종인대 골화증이라는 진단을 받고 치료를 받던 중에 필자가 근무하는 곳에 내원하게 되었다. 좋은 기회였다.

환자를 진단해 본 결과, 상태가 그렇게 심각하지는 않았다. 주요 증상은 목을 돌릴 때 목이 잘 안 돌아가고, 심하게 돌리면 등쪽까지 통증이 내려오고, 어깨가 항상 묵직하다는 것이 환자가 호소한 통증의 전부였다.

환자의 몸 상태를 확인해 보니, 실제로 목과 어깨 그리고 등에 있는 근육들이 뻣뻣하게 굳어서 섬유화되어 있는 느낌이 들었다. 섬유화(fibrosis)되어 있는 근육은 만져 보면 진득한 느낌이 든다. 경직된 근육(spasm)은 말랑하지만 깊게 촉지를 해 보면 심부에 압통점이 있고, 굳어 있는 근육(stiffness)은 실제로 딱딱하다는 느낌이 든다. 손으로 만져 보거나 눌러 보았을 때 근육이 진득한 느낌이 들면 근육이 섬유화되어 있다고 나는 표현한다. 물론 통상적인 표현은 아니다.

이런저런 설명을 한 후 본격적인 치료를 시작했다. 목근육을 풀고, 어깨와 등을 풀었다. 마지막으로 경추를 교정한 다음 등과 허리를 교정했다. 완벽하게 교정은 되지 않았지만, 나름 괜찮았다.

후종인대가 딱딱하게 굳어 가는 환자의 목을 교정하는 것이

위험할 수도 있겠지만, 척추를 교정할 때 들리는 교정음은 척추 뒤쪽 좌우에 있는 소관절면(facet joint)이 제 위치로 정복이 되면서 나는 소리이며, 인대에 부담을 주는 것이 아니라서 필자는 아무런 걱정이나 두려움 없이 교정을 시도했다.

필자의 이러한 치료에 대해 환자분은 여전히 불신 가득한 얼굴이었지만, 치료가 거듭될수록 목의 움직임도 좋아졌고, 항상 묵직하던 어깨도 가벼워지고, 등쪽 통증도 사라지기 시작했다.

물론 필자의 치료를 통해 골화되어 가던 인대가 원래의 상태로 회복이 되었는지는 잘 모른다. 나는 환자가 호소하는 증상을 없애 주기 위한 치료를 한 것이고, 환자는 목 돌리는 것이 가장 불편하다고 호소를 하였다. 설령, 필자의 이러한 치료가 골화되어 가는 인대를 정상화시키지 못했다 하더라도, 환자가 일상생활을 하는 데 아무런 증상이 없으면 그것으로 치료는 성공한 것이다.

환자가 목을 돌릴 때 아프다고 한 증상에 좀 더 집중해 보자. 이 환자가 목을 돌릴 때 발생하는 통증은 대체 어디서 유발된 것일까? 골화된 인대일까?

천만의 말씀이다. 이 환자는 근육통을 호소한 것이다. 이러한 나의 확고한 태도에 일부는 "그것을 어떻게 아느냐?"며 반문할 수 있다.

환자가 호소하는 통증이 근육통인지 혹은 인대나 뼈의 문제인지 파악할 수 있는 방법이 있다. 먼저 근육의 문제로 인한 통증은 환자 스스로 움직이거나 혹은 치료사가 저항을 줬을 때 통증이 생긴다. 이와는 달리 인대 손상은 치료사가 움직이는 수동운동 시에 통증을 느끼며, 특히 관절가동범위의 끝지점에서 통증이 유발된다.

모든 관절이 똑같지는 않지만, 관절이 취하는 위치에 따라 '열린 위치(open packed position)'와 '닫힌 위치(closed packed position)'가 있다. 열린 위치에서 인대는 이완이 되어 있고, 닫힌 위치일 때 인대가 팽팽하게 긴장을 하면서 관절이 움직이지 않게 한다. 이 위치가 닫힌 위치이며, 이때 통증이 유발된다. 이러한 간단한 테스트만으로도 인대의 문제인지, 근육의 문제인지 쉽게 판별이 가능하다. 따라서 환자는 스스로 목을 돌릴 때 통증이 생기기 때문에 100% 근육의 문제인 것이다.

후종인대 골화증으로 인한 목의 통증은 목 돌림에 관여하는 근육들의 문제였지, 결코 골화되어 가는 후종인대가 문제가 아니라는 점에서, 뭉치고 굳어 있는 근육을 풀어 주면 환자의 증상은 해소된다는 사실을 알 수 있다. 이 지점에서 다시 후종인대가 회복이 되었느냐고 질문하면 곤란하다. 이미 앞에서 언급했다.

필자의 이러한 주장에 대해 "근육은 풀렸으니 목은 잘 돌아가지만, 골화된 인대는 계속 골화가 될 것이고, 증상은 또다시 나타나지 않을까?"라는 의구심이 들지도 모른다. 그렇다면 실제로도 그럴까?

생각해 보면, "멀쩡하던 인대가 왜 골화가 될까?"라는 질문에 대한 답이 먼저 선행되어야 할 것 같다. 어떤 바이러스가 침투했거나, 원인도 모르게 발생하는 대사성 질환이나 자가면역성 질환도 아닌데 말이다.

인간의 몸에 있는 그 어떤 조직이라도 원래 없던 조직이나 이물질이 생기는 것은 다 그만한 이유가 있기 때문이다. 그것은 바로 해당 부위에 비정상적인 압박이나 마찰이 생기기 때문에 원래 없던 물질이 생기는 것이다.

척추뼈에 생기는 골극(spur)이 대표적이다. 척추뼈가 틀어지면 한쪽은 압박을 받게 되고, 반대쪽은 들어 올려지면서 압박이 안 생기게 되는데, 주로 압박이 생기는 부위에 뼈가 덧자라게 된다. 이처럼 덧 자란 뼈를 '골극(spur)'이라고 하며, 척추에 주로 생기지만 인체의 어디에서나 생길 수 있다.

결국 목뼈 뒤쪽에 압박이 생겼기 때문에 후종인대가 골화가 되어 가는 것이라고 추정할 수 있는 것이다. 그렇다면 목의 뒤쪽에 압박을 가하는 인자가 뭘까?
역시 근육이라는 것이다. 목덜미 근육들이 단단하게 경직되면서 경추를 압박하게 되고, 그 결과 후종인대 역시 압박을 받기 때문에 골화가 되어 가는 것이리라.
의사들의 주장대로 골화된 후종인대를 제거하는 수술을 한다 하더라도 환자가 호소하는 증상은 없어지지 않을 것이다.

수술은 잘되었지만,
환자의 증상은 좋아질 가능성은 낮다.

골화된 인대를 제거했기 때문에 환자의 증상 또한 사라져야 하지만, 그럴 가능성은 매우 낮다. 수술을 통해 골화된 인대를 절제하는 수술을 성공적으로 마무리했고, 더 이상 골화된 후종인대가 없음에도 불구하고 환자의 증상이 개선되지 않는다면, 과연 이것이 잘된 수술이라고 할 수 있을까?

나는 "애초에 수술을 하지 말았어야 했다"고
말하고 싶다.

치료는 골화된 인대를 제거하는 것이 아니라, 인대에 가해지는 압박력의 원인인자인 근육을 풀어 줌으로써 더 이상 후종인대에 비정상적인 압박력이 가해지지 않도록 치료를 하는 것이 오히려 성공적인 치료일 것이다.

PART 2

내 임상경험
이야기

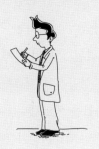

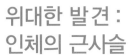

위대한 발견 :
인체의 근사슬

본인이 대학 교수직을 사직하고 시작한 일은 '22세기 척추연구소'를 개원하여 환자를 치료하는 것이었다.

당시에는 막연하게나마 인간의 몸을 근육이 감싸고 있기 때문에, 특정 관절에 통증이 나타나는 것은 해당 관절의 문제가 아니라 전신에 연결된 근육의 문제이며, 몸을 전체로 보고 치료를 할 때만이 성공적인 치료를 할 수 있다고 생각했고, 그렇게 많은 환자들을 치료했다. 이것은 나의 고유한 생각이 아니라, 이미 많은 의료전문가들이 이야기하고 있던 부분이었다.

당시만 해도 조금은 막연한 상태였지만, 당시의 경험을 토대로『인체는 건축물이 아니다』라는 제목의 책을 집필하게 되었고, 이듬해에는 독자들이 조금은 쉽게 이해하고 정확하게 의료정보를 얻을 수 있도록 하기 위해『운동치료로 완치하라』는 제목으로 다시 출판하였다.

현대의학은 인체를 쇳덩어리나 건축물로 바라보고 있다는 생각에서 초판의 제목을 "인체는 건축물이 아니다"라고 정한 것이었다. 인체는 근육에 의해 당기는 구조이지, 절대로 건축물처럼 미는 구조가 아니라는 확신에서였다.

가령, 인간의 척추가 한쪽으로 휘어졌다고 가정해 보자. 이 경우는 휘어진 쪽의 근육이 뭉쳐서 척추를 당기기 때문에 근육이 당기는 쪽으로 휘어져 있는 것이다. 이 상황에서 근육의 작동 원리에 관한 학문인 기능해부학(functional anatomy)에 대한 근본적인 지식이 없는 현대의학의 전문가들은 힘으로 휘어진 척추를 반대쪽으로 휘어지게 하는 시도를 하거나 의사라면 수술을 통해 철판과 나사를 박아서 척추를 바로 세우는 시도를 할 것이다. 그러나 이는 근육학에 대한 기본적인 지식이 없는 일반인이나 다름없는 지적 수준인 것이다.

앞서 언급했듯이, 인체는 근육에 의해 당겨지는 구조이기 때문에 뭉쳐서 당기고 있는 근육을 이완시키는 치료를 해야만 휘어진 척추가 바로 서게 되는 것이다. 현대의 많은 의료전문가들이 근육의 작동 원리에 대해 모르니, 인체를 쇳덩어리로 보고 치료를 하고 있는 것도 무리가 아닐 것이다.

그러던 어느 날, 테니스엘보가 잘 낫지 않는다는 것을 알게 되었다.
왜 낫지 않을까에 대해 몇 날 며칠을 고민에 또 고민을 거듭했다. 그 결과, 나는 하나의 획기적인 단서를 발견하게 된다.
바로 관절을 중심으로 서로 반대 방향으로 가로지르는 근육의 힘선(line of muscle force)이었다. 정말 위대한 발견이었다.
현재까지 그 누구도 주장하지 않은 새로운 학설이 될 것이라는 확신이 들었다.
테니스엘보가 생기는 이유가 무엇일까? 왜 여러 치료를 해도 잘 낫지 않을까?
그것은 바로 근육의 힘선에 대한 이해가 부족하기 때문이었다.

테니스 엘보는 팔꿈치 바깥에 있는 외측상과(lateral epicondyle)라는 뼈의 돌기에 염증이 생긴 질환이다. 좀 더 정확하게는 손목을 신전시키는 작용을 하는 근육들 중에서 주관절의 외측상과에서 기시하는 단요측수근신근(extensor carpi radialis brevis)의 힘줄에 염증이 생기면서 발생하는 것이다.

주관절을 가로지르는 근육의 힘선, 즉 힘의 방향에 대해 이해를 한다면 의외로 쉽게 치료가 가능하다는 것을 알게 될 것이다.

만약, 관절을 중심에 두고 서로 반대 방향으로 근육이 수축을 한다면 관절면 내에서는 어떠한 변화가 생길까? 관절면에 압박력이 생기게 될 것이다. 관절이 압박된 상태에서 팔꿈치를 계속 움직이게 되면 관절면이 닳기 시작하며, 손상에 의해 부종이 생길 것이다. 이 부종은 관절 내부의 압력을 증가시키기 때문에 통증수용기를 자극하여 뇌는 통증을 인식하게 될 것이다. 그리고 주관절을 가로지르는 근육을 풀어 주지 않는 한 한번 시작된 손상은 계속 진행될 것이다.

본인이 주관절의 근사슬을 발견한 이후, 인체의 모든 관절이 이와 같은지 생각해 보았다. 역시 모든 관절이 이와 같은 구조를 하고 있음을 발견하게 되었다.

그리고 이면지에 그려 보았다. 아직은 완성되지 않았지만,

인체에 있는 약 12개 정도의 근사슬을 발견했다. 물론, 나의 발견은 완성된 것이 아니라, 아직도 찾아 가고 있는 중이다.

본인은 근사슬의 구조를 바탕으로 모든 질환을 보고 있으며, 치료 또한 근사슬의 구조를 상상하면서 치료를 하고 있다. 나 스스로 정말 위대한 발견이라고 칭송할 정도이다. 그리고 나 스스로에게 이 말 한마디를 하고 싶다.
"이문환! 고생했어!"

팽목항에
가다

경남물리치료사협회 밴드에 팽목항 의료지원 요청이 떴다.
주저함이 없이 제일 먼저 "그곳에 내가 가겠습니다."라는 댓
글을 달았다.

4월 28일.
모든 환자스케줄을 취소하고, 새벽 5시에 기상했다.
그리고 새벽 6시.
완도로 차를 출발시켰다. 처음 가는 길이었다. TV를 통해 팽
목항과 진도체육관에 있는 유가족들의 상황을 계속 봐 왔지
만, 그 현장에 내가 간다는 것만으로도 온몸에 전율이 일었다.

드디어 9시 30분.

팽목항에 도착했다.

봄비가 내렸다.

바람도 불었다.

수많은 사람들이, 아니, 대한민국이 그곳에 있었다. 비바람을 피해 비닐로 씌운 수많은 천막들. 그곳에 대한민국이 있었다.

'아~ 이게 대한민국의 저력이구나.'라는 것을 실감할 수 있었다. 팽목항을 빼곡히 채우고 있는 천막들. 식사봉사단, 의료진들, 자원봉사자들, 잠수사들, 방송국차량들과 수많은 취재진들, 그리고 수십 명의 경찰들.

그곳은 경찰이 필요 없는 곳이었다. 시스템이 작동하고 있다는 느낌이 들었다. 전혀 혼란스럽지가 않았다. 각자가 자기의 위치에서 본인들이 뭘 해야 하는지 알고 있는 것처럼. 그렇게 안정적이었다.

나 또한 그곳에 함께하고 있는 대한민국 국민의 한 사람이라는 것이, 물리치료사라는 나의 직업이 그날만큼 소중하고 고맙게 느껴진 적이 없었다.

'대한물리치료사협회 의료지원'이라고 적힌 천막으로 들어갔다. 유가족들이 속속들이 방문하기 시작했다. 하나같이 얼굴은 상기되어 있었고, 어깨와 목 그리고 등과 허리 통증을 호소하는 분들이 대부분이었다.

최선을 다해 치료를 해 드렸다. 내 치료에 만족하면서 웃음 짓는 그 모습에 오히려 죄스런 마음이 들었다. 아니, 죄를 짓는 것 같았다. 생때같은 자식이 물에 빠져 시신이라도 찾기를 바라는 부모들의 찢어지는 아픈 마음에 내가 웃음을 드린 것이 그날은 유난히도 죄스러웠다.

하지만 어쩔 수 없었다. 그나마 나의 치료를 통해 유가족들이 잠시나마 피곤한 몸 치유하고, 그 힘으로 또 언제 올라올지 모르는 자식을 기다릴 수 있는 힘을 드렸다는 것으로 그나마 스스로를 위안하고 있었다.

유가족분들을 치료해 드리면서 그 어떤 말도 할 수 없었다. 나 스스로 눈물이 흘렀기 때문이다. 우리는 아니, 적어도 나는 유가족들과 이심전심이 되어 있었다.

"힘내세요.
대한민국 정부는 아이들을 포기했지만,
이렇게 대한민국 국민들이 지켜 드릴 겁니다."

오후 4시쯤.

진도체육관으로 이동했다. TV에서 봤던 그 현장이었다.

모두가 지쳐 있었다.

체육관 바닥에서 잠을 청하고, 무대 위에 설치된 대형 TV가 24시간 켜져 있는 시끄러운 공간 안에 수백 명의 유가족들과 공무원 그리고 봉사팀들이 뒤섞여 있는 곳에서 정상적으로 수면을 취할 리 없고, 휴식을 취할 수 있는 여건도 되지 않았다. 눈물로 인해 충혈된 눈동자와 피로가 쌓여 경직된 어깨만 보였다.

진도체육관에서는 할머니 몇 분 외에는 그 어느 누구도 치료를 받으러 오지 않았다. 먼저 와서 봉사를 하고 계시는 선생님에게 물었다.

"유가족분들이 치료를 받으러 안 오시네요?"

"이곳에서는 아프다고 치료를 받으러 잘 안 오십니다."

"······."

그래, 생때같은 내 새끼가 추운 바닷속에 있는데, 내 몸뚱어리 아픈 게 뭐 대수라고, 뭉친 어깨 풀어 보겠다고 치료를 받으러 오시겠나 싶은 생각에 또 한 번 마음이 아려 왔다.

5월 23일.

또다시 팽목항으로 향했다.

이번엔 잠수사를 치료하는 데 물리치료사가 필요하다는 잠수사의 요청에 의해 해군이 협회로 공문을 보내와서 다시 물리치료사를 모집한다는 밴드의 글을 보았다.

나는 주저함이 없었다. 세월호가 침몰해 있는 그 현장. 목숨을 걸고 아이들을 찾아오는 잠수사들을 치료하기 위해 나는 가야 했다.

그리고 도착한 팽목항에는 그 많던 천막이 걷어졌고, 부두에는 수많은 리본이 매여 있었다.

전국에서 모여든 십여 명의 물리치료사들과 함께 해경이 제공한 배를 타고 바지선으로 향했다. 또다시 온몸에 전율이 느껴졌다.

바지선 위에는 수많은 잠수사들이 분주히 움직이고 있었다. 컨테이너 박스에서 군용 간이 침대에서 쪽잠을 자면서 교대로 잠수를 하는 듯했다. 식사를 하는 분들도 있고, 수면을 취하는 분들도 있고, 삼삼오오 모여 대화를 하면서 휴식을 취하는 분들도 있었고, 3인 1조가 되어서 교대로 잠수를 하는 모습도 보았다.

혼돈 속의 질서.

내가 바지선 위에서 본 모습이다. 얼핏 보면 정신없는 난잡한 모습이었지만, 그 속에는 질서가 있었고, 체계가 있었다. 나는 휴대용 테이블을 펼치고, 잠수사 분들을 치료하기 시작했다.

아직도 나오지 못한 아이들.
아직도 침몰해 있는 세월호.
어쩌면 이것이 현재 대한민국의 현실이 아닐까.

아직도 끝나지 않은 세월호.
어쩌면 대한민국 국민들의 가슴속에 영원히 살아 있을지도 모를 세월호.
가슴이 아리다.
대한민국, 사랑하는 내 조국, 이 땅 대한민국에서 발생한 세월호 침몰.
국가시스템이 정상적으로 작동하지 않는 혼돈.

아이들을 지켜 주지 못한 대한민국에 대한 분노와 대한민국 국민들의 저력을 동시에 경험한 시간이었다.
내 가슴이 뜨거워진다.

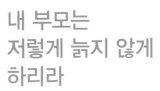

내 부모는
저렇게 늙지 않게
하리라

어느 날 아내로부터 카톡 메시지가 왔다. 부산에 사시는 이모님이 돌아가셨으니 함께 가기를 원한다는 문자였다. 근무 중이었지만, 고민할 여지없이 바로 함께 가겠노라고 답변을 보냈다.

평소보다 조금 일찍 퇴근을 해서 서둘러 부산으로 향했다. 장모님은 마지막 가는 입관식을 보기 위해 이미 낮에 버스로 출발했다고 했다. 나는 아내와 처제 그리고 동서를 태우고 부산으로 빠르게 달렸다.

그렇게 슬퍼하지 않는 미망인 가족들의 모습은 조금 낯선 장면이었다. 오랜만에 만난 집안 식구들이라, 반가운 미소를 주고받는 모습 또한 낯설기는 매한가지였다. 조문을 하고 돌아오면서 나에게 들려준 장모님의 이야기가 내 마음을 너무 아프게 했다.

"7년 동안 요양원에서 누워만 계시다 돌아가셨다."

이 말을 듣는 순간 내 가슴이 찢어지는 것 같았다. 그제야, 다른 미망인들과는 다른, 그렇게 슬퍼하지 않던 상주들의 모습을 이해할 수 있었다.
7년간 요양원에 누워 계셨다니 그 모습을 지켜본 가족들의 힘들었을 지난 7년이 이해가 되었다. 7년을 하루같이 돌아가실 날을 생각하셨을 테니 눈물이 말라 없어질 법도 할 것이다. 또한 7년을 아니, 요양원에 들어가기 전부터 몸이 아파서 고생을 하셨다고 하시니, 그 긴 긴 세월 동안 돌아가신 분 또한 얼마나 긴 고통의 시간을 보내셨을까.

하늘이 나에게 생명을 주고, 한세상 살면서 남의 몸 빌려 살다가는 인생인데, 빌려 쓰는 몸 잘 쓰고 다시 되돌려주고 가야 한다는 것이 내 생각이다. 집도 그렇고, 자동차도 그렇고, 내가 가진 모든 것은 비록 돈을 주고 사는 것이지만, 잠시 빌려 쓰고 되돌려주는 것이다.

나는 선무당은 아니지만, 실제로 나라는 존재와 나의 몸이 하나가 아니라는 것을 어렴풋이 느낀다. 지친 몸뚱어리를 끌고 다니는 터라 늘 내 몸에게 미안해하고, 또 한편으로는 감사해하고, 그런 만큼 내 몸을 소중히 여기고자 한다.

"이문환이라는 인간 만나서 너 참 고생이 많다."

항상 내 몸에게 하는 말이다.

요양원이나 요양병원에서 근무하는 선생님들의 이야기를 듣고 참 가슴 아파했던 적이 있었다. 부모가 사망을 하면 시신 인도를 해야 하는데, 보호자인 자식들과 연락이 안 되는 경우가 많다는 것이다. 막내에게 연락을 하면 내게 왜 전화를 했느냐고 오히려 타박을 준다.

어찌 이런 일이 벌어질까? 나로서는 도저히 이해가 불가능하지만, 세상이 또 그렇다면 인정해야 하는가 보다 하고 지나쳤던 기억이 겹쳐지면서, 부산에서 진주로 돌아오는 내내 마음이 무겁고 가슴이 아팠다.

내 친구 이야기를 좀 하려고 한다.

내 절친이며, 어릴 때부터 함께 잘 어울려 다녔고 그 친구 집에서 늘상 같이 자고 했으니, 친구의 부모님과도 친부모자식만큼 잘 지낼 정도였다. 이 친구가 결혼을 했는데, 신혼 초부터 장모님을 모시고 함께 살았다.

그러던 어느 날, 친구 집에 초대를 받아 놀러갔다가 깜짝 놀랐다. 장모님이 중풍으로 인해 일어서서 걷지를 못하시는 것이었다. 친구가 직접 장모님을 안아서 식탁 앞으로 모셔 오고, 흐르는 침을 닦아 주고, 직접 음식을 입에 넣어 드리고, 식사 후에는 다시 장모님을 안아서 방으로 모셔다 드리는 모습이었다.

가히 세상 어느 사위 중에 이런 효자가 있을까? 친부모도 아닌데…….

하지만 나는 그 모습을 본 순간 뒤통수를 얻어맞은 느낌이었다.

그 모습을 본 세상 사람들은 천하에 둘도 없는 효자라고 칭찬을 하겠지만, 중풍환자를 치료하는 전문가였던 나로서는 도저히 납득하기 어려웠다.

이런 나의 발언이 너무 매정하게 들릴지도 모르겠지만, 적어도 내 생각은 그랬다.

"장모님을 방치하고 있구나."

자식의 무지로 인해서 병든 부모를 적절히 치료받게 하지 못
하고, 하루 종일 집안에 계시게 할 수밖에 없는 친구 부부의
처지가 안타까울 뿐이었다.

신혼이었지만, 둘 모두 직장을 나가고 있었던 터라 장모님을
병원으로 데리고 갈 상황이 아니었고, 입원을 시킬 만큼 경
제적인 여력이 없었기 때문에 어쩔 수 없는 선택이었을지도
모르지만, 적어도 나는 그 상황을 받아들일 수 없었다.

치료를 받아서 장모님 스스로 일어서서 걸어 다닐 수만 있어
도 혼자서 식사를 챙겨 드실 수 있을 텐데, 그렇게 일상생활
을 할 수 있다면 좀 더 건강하게 살 수 있을 텐데……. 필자
의 눈에는 보이는데, 왜 저렇게 생활할까 하는 생각에 마음
이 아팠던 기억이 있다.

이제는 여건이 좋아서 요양원에서 임종 때까지 보호를 받을 수
있다고는 하지만, 치료를 받으면 좋아질 분들을 자식들의 무
지로 인해 그 귀한 부모님을 요양원 침대에 눕혀 돌아가실 날
만을 기다리게 하는지, 나로서는 도무지 이해하기 어려웠다.

그래, 내 부모만큼은 저렇게 늙어 죽지 않게 하리라.

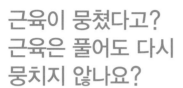

근육이 뭉쳤다고?
근육은 풀어도 다시
뭉치지 않나요?

더러 환자분들에게

"통증의 원인은 근육이다.
따라서 뭉쳐 있는 근육을 풀어야 통증이 없어진다."

고 말하면, 대부분의 환자들은 "근육은 풀어 놔도 또 뭉치고
재발하는 것 아닌가요?"라고 질문을 한다. 실제로 그럴까?
필자 또한 처음 이 질문을 받았을 때, "과연 그러할까? 뭉친
근육을 풀어서 치료를 했다고 해도 다시 뭉치면서 재발하는
것은 아닐까?"라는 의구심을 가졌다.

하지만, 협착증이나 디스크 그리고 오십견 환자를 치료를 끝
내고 난 이후에 재발해서 다시 내원한 환자가 단 한명도 없다
는 것에서 본인은 다시 의구심을 갖게된 것이다.
실제로 뭉쳐 있던 근육을 풀어 주면 다시 뭉치지 않는 것일
까? 본인의 생각은 다음과 같다.

인간이 움직이는 한 근육은 지속적으로 수축과 이완동작을
반복하게 되고, 정적인 자세를 유지하는 동안 근육은 수축된
상태를 지속하는 긴장상태가 된다. 하나의 근육이 긴장상태
를 지속할 수 있는 시간은 정해져 있기 때문에 해당 근육이
버틸 수 있는 한계점에 도달하게 되면 근피로(muscle fatigue)가
나타나고, 젖산(lactic acid)이 분비되면서 통증이 생기고, 근육
은 경직되는 사이클이 반복되는 것이다.
그럼에도 불구하고 치료가 끝난 환자에게는 왜 다시 증상이
재발되지 않는 것일까? 그리고 나는 근육을 풀어야 완치가
되고, 재발하지 않는다고 말하고 있는 것일까!
인간이 살아 있는 한 근육이 뭉치는 것은 당연하다. 하지만
생각해 보라.

"나이가 어렸을 때는 근육이 뭉쳤다고 해서

병원 치료를 받지는 않는다."

이 사실을 통해 추론할 수 있는 것은 나이가 어릴 때의 건강한 근육은 과도한 운동이나 동작에 의해 근육이 뭉친다 하더라도 하루 정도 휴식을 취하거나 잠을 푹 자거나 혹은 사우나를 한번 하는 것만으로도 근육이 풀리기 때문에 병원 치료를 받을 필요가 없다는 것이다.

따라서 성인이 되어 단단하게 굳어 있는 근육을 풀어서 어린 시절의 건강한 근육 상태로 만들어 준다면 어떻게 될까? 실제로 하루 이틀 휴식을 취하거나 잠을 푹 자거나 혹은 사우나를 하는 것만으로도 근육은 정상 상태를 유지할 수 있을 것이라고 추론한다.

근육이 뭉쳐 있는 부위에 주사액을 주입해서 근육을 이완시키거나 혹은 통증전달로를 마취시키거나 혹은 통증보다 더 강한 자극을 통해 통각 내성, 즉 통증역치(pain threshold)를 상승시키는 현대의학의 치료로는 완치가 어렵다는 것이다. 이상에서 언급된 치료기법들은 시간이 지나면 결국 다시 통증이 재발하고 만다. 그 이유는 근육이 완벽하게 풀리지 않았기 때문이다.

나는 확신한다. 모든 통증의 원인은 근육이 뭉쳐 있기 때문이며, 뭉쳐 있는 근육을 완벽하게 풀어 줘야만 질병이 완치된다는 것을……

"근육이 완전히 풀리지 않았기 때문에
다시 뭉치는 것이지,
근육이 완전히 풀리고 나면 다시 뭉치지 않으며,
질병은 재발하지 않는다."

마지막으로, 특정 자세를 장시간 취하거나 장시간 운동을 하면 해당 근육에 근피로가 생겨 통증유발물질이 분비되면서 통증을 유발한다. 이때 뇌에서 내려 보내는 통증사인을 무시하지 말고, 해당 근육을 이완 혹은 휴식을 취하게 함으로써 근육이 경직되어 통증이 발생하는 이러한 악순환을 예방할 수 있다.

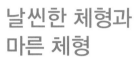

날씬한 체형과
마른 체형

어느 날 문득, 날씬한 체형과 마른 체형의 어원이 궁금해졌다.
그 이유는 환자를 만져 보면 몸에 신축력이 있고 탄력이 있는
몸이 있는 반면에, 젊은 나이임에도 불구하고 몸이 딱딱하게
굳어 있는 경우도 있기 때문이다.

마른 체형, 즉 말랐다고 표현하는 것은 다 그만한 이유가 있
을 터인데, 국문학자가 아닌 필자로서는 그 어원을 알 길이
없었다.

인터넷을 뒤져 봐도 속 시원한 해답은 없었다.

그래서 나의 임상경험에 비추어 설명을 드리고자 한다.

가을이 되면 나무에서는 물이 빠져나가면서 바짝 마르게 되는데, 인간의 근육도 70%가 물로 이루어져 있다. 몸에서 물을 끌어들이는 작용을 하는 'GAG'라는 단백질이 정상적으로 작동하지 않으면, 가을 나뭇가지처럼 근육 내에 물이 부족해지면서 근육들이 딱딱하게 굳는 것을 알 수 있다. 이러한 체형이 마른 체형일 것이다. 반대로 적당한 양의 지방과 근육이 탄력을 갖고 있으면서 슬림한 체형을 날씬한 체형이라고 할 수 있다.

비만하냐 비만하지 않느냐가 중요한 것이 아니라, 근육이 굳어 있느냐, 그렇지 않느냐가 중요하듯이, 젊은 사람이라도 근육이 말라서 딱딱하게 굳어 있으면 온갖 질병이 생기며, 반대로 나이가 많은 사람이라도 근육이 신축력이 있고 탄력이 있다면 건강한 상태이므로 질병이 생기지 않는다.

장시간의 치료를 했음에도 불구하고 치료가 잘 되지 않아 이 병원, 저 병원 돌아다니면서 수년간 통증이 사라지지 않아서 고생하는 분들의 공통적인 특징이 있다. 몸이, 정확하게는 근육이 딱딱하게 굳어 있다는 것이다. 이런 분들은 외형적으로 몸이 말라 있다는 느낌이 든다.

이런 환자들은 몸 전체의 근육들을 계속 자극해서 풀어나가고 척추를 교정해 나가면 실제로 근육이 물을 머금은 듯 탄력이 생기게 되고, 환자의 통증 또한 사라지게 된다.

필자는 엑스레이나 MRI 촬영을 해도 아무런 문제가 없고, 종합검진을 해 봐도 아무런 문제가 없음에도 불구하고 장시간 동안 통증을 느끼는 환자를 수없이 많이 만났다. 통증의 원인을 밝힐 수 없어 이런저런 치료는 다 시도해 보았지만 증상은 전혀 좋아지지 않으니, 미치고 환장할 노릇이다. 더러 통증을 평생 달고 살아야 하는 것은 아닌지 체념하기도 한다.

이처럼 몸에 통증이 장시간 동안 사라지지 않고, 인간을 괴롭힌다면 일상생활을 할 수가 없다. 더욱이 직장생활이 어려워지기 때문에 경제적인 곤란에 빠질 수도 있고, 누굴 만난다는 것 자체가 싫으며, 어디 여행을 가는 것조차 두려워진다. 내가 무슨 큰 잘못을 했길래 이런 병이 생겼나 스스로를 자책하기도 하고, 심할 경우에는 우울증에 빠져서 극단의 선택을 하기도 한다.

따라서 몸에 생긴 통증은 최대한 빠르게 제거시켜야 한다.

하지만 첨단장비를 총동원해서 몸의 내부를 들여다봐도 별다른 이유가 없고, 진단명도 없고, 이런저런 치료를 해 봐도 차도가 없으니 그 자신이 겪는 고통은 오죽하겠으며, 그 모습을 지켜보는 가족들의 마음 또한 찢어질 것이다.
그런 분들은 모두 이 점을 기억하시길 바란다.

모든 통증의 근원은 근육에 있다.
통증이 사라지지 않는 이유는 근육이 안 풀린 것이지,
다른 원인이 있는 것이 아니다.

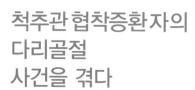

척추관협착증환자의
다리골절
사건을 겪다

어느 날, 60대 여성이 다리를 절뚝거리면서 내원했다.
척추관협착증으로 내원하였지만, 척추관협착증 환자들이 호
소하는 증상과는 사뭇 달랐다. 특히 걸을 때 나타나는 통증
이 가장 큰 차이점이었고, 그 외에도 척추관협착증 환자들이
호소하는 증상이 하나도 없었다. 한마디로 협착증환자들이
호소하는 일반적인 증상이 아니었던 것이다.
척추관협착증이 있으면, 다리가 심하게 저려서 걸어가다가
도 앉아서 쉬어야 한다. 이러한 증상을 '신경성파행(neurogenic
claudication)'이라고 한다. 또한 허리를 펼 수가 없기 때문에 지
팡이나 무언가를 잡아야만 설 수가 있는데, 이 증상은 '쇼핑

카트 증후군(shopping cart syndrome)'이라고 한다.

척추관협착증이 아무리 심한 환자라 해도 절대 다리를 절뚝거리면서 걷지는 않는다. 여러 가지가 의심스러웠지만, 다른 병원에서도 척추관협착증이라는 진단을 받고 치료를 받고 있다고 했고, 치료가 되지 않아 내원했다고 하시니 필자 또한 척추관협착증에 대한 치료를 시작했다.

먼저, 테이블에 눕혀서 허리근육과 엉덩근육을 충분히 치료한 다음 바로 눕혔다.

오른쪽 다리를 들어서 왼쪽으로 돌려서 허리근육을 스트레칭 하려고 하는데, 갑자기 환자분이 대퇴부에서 예리한 통증을 호소하였다. 협착증환자는 다리를 잡아서 허리를 돌리면 다리와 엉덩이 그리고 허리근육이 당기는 듯한 통증을 느끼면서 시원하게 느끼는데, 이 여성 환자분은 예리한 통증(sharp pain)을 호소하는 것이었다.

그래서 자리에서 일으켜 세운 후 걸어 보라고 했다. 여전히 오른쪽 다리를 절뚝거리면서 걸었다.

"어머니, 왜 다리를 절뚝거리세요? 어디가 아프신 거죠?"

라고 물었더니 대퇴 근위 3분의 1 지점이 아프다고 했다.

"다리가 저리는 게 아니고 아프세요?"

라고 재차 물었다. 역시 다리가 아프다고 했다

"아픈 부위가 어디세요? 손으로 짚어 보세요."

라고 했더니, 대퇴 근위 3분의 1 부위가 아프다고 손으로 짚었다.

그래서 내원 첫날 정형외과에 가서 엑스레이 한번 찍어 보시라고 했다. 골절을 의심한 것이었다.

1주일에 3회 치료를 하기로 예약을 하셨는데, 3일째 되는 날 다시 오셨길래, 엑스레이 촬영을 하셨느냐고 물었더니 그렇지 않다고 하셨다. 본인 또한 이런 경험이 처음인지라 대수롭지 않게 여겼고, 척추관협착증 환자라고 판단하고 치료를 계속했다.

다리를 돌렸을 때 환자가 호소하는 예리한 통증이 사라지지 않아서 엎드려 눕혀서 척추기립근과 요방형근, 그리고 바로 눕혀서 복근과 장요근을 중심으로 치료했다. 하지만 치료를 계속해도 환자분의 다리통증은 사라지지 않았고, 절뚝거리면서 걷는 것도 호전되지 않았다. 환자분도 다리통증이 사라지지 않다고 불평이셨다.

대부분의 협착증 환자는 치료를 할수록 다리통증이 먼저 사라진다. 그다음 허리로 통증이 올라와서 완치가 된다. 통증이 발가락이나 다리쪽인 원위부에서 엉치나 허리쪽인 근위부로 올라오는 것은 증상이 호전되고 있다는 사인이다. 이것을 '중심화(centralization)'라고 한다.

그렇게 약 1개월 정도 지난 어느 날.
"어머니, 정형외과에 가셔서 다리 엑스레이 촬영을 꼭 해 보십시오. 아무래도 대퇴부가 골절이 된 것이 맞는 것 같습니다."
라고 말하며 환자분을 돌려보냈다. 그렇게 필자의 치료는 종료되었다.

사달은 그로부터 1주일쯤 뒤에 발생했다.

자신의 오빠라는 분과 함께 필자를 찾아온 것이다. 그리고는 대뜸
"당신이 치료하다가 내 여동생의 다리를 골절시켰는데 이거 어쩔 거냐?"
라고 따지는 게 아닌가? 난생 처음 이런 경험을 처음 겪어 본 터라 손발이 다 떨렸다.
그리고 다른 환자분들도 치료를 받고 있었기 때문에 우선 치

료를 받으시라고 말하고는 돌려보냈다.

그날 일을 마치고 나는 많은 고민에 빠졌다.

'왜 이런 일이 발생했을까? 정말로 내가 치료 도중에 환자분의 다리를 골절시킨 것일까?'

도무지 이해가 되지 않았지만, '만약 사실이라면 이 사태를 어떻게 해야 하나?'라는 별의별 생각이 다 들었다.

인터넷을 뒤졌다. 구글 검색창에서 "femur fracture"라고 입력을 해 보았다. 논문은 의외로 쉽게 검색되었다.

그중 골다공증 약을 장기 복용하는 환자들이 낙상으로 인해 한쪽 혹은 양쪽대퇴골의 순차적인 혹은 동시골절이 흔히 발생한다는 논문을 발견하였다. 결국 환자는 낙상에 의한 골절 혹은 피로골절이 원인이었던 것이다.

익히 몇 년 전에 넘어진 적이 있으며, 골다공증 약을 복용하고 있다는 말을 들었던 터라 안심이 되었다. 어쩌면 그때 골절된 다리를 수술을 하지 않고, 협착증으로 오인을 하고 다리를 절뚝거리면서 살아오셨던 것이었다. 나의 판단은 확고했다.

하지만 환자분과 보호자는 내가 치료 도중에 다리를 골절시킨 것이 확실하다고 믿는 것 같았다. 그래서 치료비와 배상을 요구하는 것 같았다.

그러나 난 나의 과실이 명확하게 판명나지 않는 한 그 어떤 배상도 해서는 안 된다는 생각이 지배적이었다. 그것은 이문환 개인의 명예도 달린 문제지만, 내가 근무하는 의료기관의 이미지에도 악영향을 미칠 것이기 때문이었다. 어쩌면 나는 더 이상 환자를 치료할 수 없을지도 모를 일이었다.

그리고 며칠 뒤, 대퇴골절 수술을 받았다고 연락이 왔다.
나는 그 환자분이 입원해 있는 병원을 찾아갔다. 나의 과실을 인정하는 발걸음이 아니라, 도의적인 측면이었다. 그리고 수술집도의도 만났다.
"환자분이 물리치료를 치료받다가 다리가 부러졌다고 하던데, 제가 그럴 수는 없다고 잘 말씀드렸습니다."
이 한마디가 얼마나 고맙던지……. 이것으로 게임은 종료된 듯싶었다.

그렇게 한 달여의 시간이 지난 어느 날, 한 통의 내용증명이 등기로 송달되었다.
내용인즉, "이문환이 치료 도중에 자신의 다리를 골절시켰으니 수술비와 검사비 일체 1천 5백만 원을 배상할 것을 요청하며, 만약 배상이 되지 않을 경우 이문환이 근무하는 곳에서 가족들과 함께 시위를 할 것이며, 수술로 인한 경제활동 손실에 대한 돈과 위로금을 합쳐서 1억 원의 손해배상을 진행하겠다.”는 것이었다.

태어나서 처음으로 내용증명이라는 것을 받아 봤다. 손발이 부들부들 떨렸다. 내용을 읽고 또 읽었다. 협박이었다. 화가 치밀어 올랐다.

이대로 물러설 수 없다는 생각에, 긴급이사회를 소집했다. 그리고 이사회 결과를 내용증명 답변서로 보냈다. 내용의 요지는 다음과 같다.

“본인의 과실을 인정할 만한 근거 자료를 제시하라.”

그리고 얼마 뒤, 병원에서 퇴원하면서 본인과 오빠, 사위, 아들을 대동하고 와서는 치료비 받으러 왔다고 하면서 고함을 치는 바람에 한바탕 난리가 났다. 직원들도 불안해하고, 원장님도 경찰서에 신고해야 하냐며 내게 물어왔다.

일을 확대시켜서는 안 된다는 생각뿐이었다. 어찌되었든 간에 환자분과 가족들의 마음을 진정시키는 것이 우선이었다. 이사회를 열어서 어떻게 할 것인지 결정해서 법무담당 이사를 통해 연락을 드리겠노라고 달래서 돌려보냈다.

다시 긴급이사회를 소집했다. 회의 결과는 다음과 같다.

> "본인의 과실을 환자 측에서
> 증명하지 못하는 상황에서 돈을 지급할 경우
> 본인의 과실을 스스로 인정하는 꼴이 되므로,
> 환자 측에서 본인의 과실을 증명할 때까지
> 대응하지 않는 것이 좋겠다는 쪽으로 결론이 났고,
> 법무담당 이사를 통해 연락을 취하게 했다."

그렇게 조용히 해결이 되려나 싶었는데, 약 2개월 뒤 또다시 들이닥쳤다. 이제는 아기를 안은 딸과 함께 오빠와 셋이 찾아왔다. 이번엔 아예 작정을 한 모양이었다.

한의원에는 일대 소란이 일었다. 필자는 급하게 법무담당 이사에게 전화를 걸었고, 따님과 전화통화를 통해 한의원을 나가게 했다.

내가 환자분께 진지하게 물었다.

"어머니, 가슴에 손을 얹고, 정말로 어머니는 제가 치료 도중

에 어머니 다리를 골절시켰다고 확신합니까? 정말로 그렇게
믿습니까?"
환자분의 눈을 보면서 묻고 또 물었다. 입으로는 "그렇다"고
말은 했지만, 환자분의 눈동자가 흔들리고 있었다.

다시 3차 이사회를 소집했다.
어떤 식으로든 마무리를 지어야겠다는 판단에서였다.
이사회 결과를 법무담당이사에게 전달하면서 인감도장을 받
아 오라고 했다. 그 내용의 요지는 다음과 같다.

"이문환의 과실을 전혀 증명하지 못하고 있는
상황에서 배상은 진행하지 않는다.
다만, 조합원에 대한
상조규칙과 입원치료에 대한 위로금으로
일정금액을 지급하기로 한다.
만약, 본인의 과실이 아니라고 판정 날 경우
기지급한 금액의 10배를 배상하기로 한다."

이 사건을 계기로 본인 또한 왜 이런 골절이 발생하는지 인터
넷으로 찾아봤다.

아래의 논문은 J Bone Joint Surg Am 학회지에 실린 2009년 도 논문이다.

Bilateral Low-Energy Simultaneous or Sequential Femoral Fractures in Patients on Long-Term Alendronate Therapy

Craig M. Capeci, MD; Nirmal C. Tejwani, MD
J Bone Joint Surg Am, 2009 Nov 01; 91 (11): 2556 -2561.

Abstract

Background: While alendronate therapy has been shown to decrease the risk of vertebral and femoral neck fractures in postmenopausal osteoporotic patients, recent reports have associated long-term alendronate therapy with unilateral low-energy subtrochanteric and diaphyseal femoral fractures in a small number of patients. To our knowledge, there has been only one report of sequential bilateral femoral fractures in patients on long-term bisphosphonate therapy.

Methods: We retrospectively reviewed the case log of the senior author over the last four years to identify patients who presented with a subtrochanteric or diaphyseal femoral fracture after a low-energy mechanism of injury (a fall from standing height or less) and who had been taking alendronate for more than five years. Radiographs were reviewed, and the fracture patterns were recorded. Serum calcium levels were recorded when available.

Results: Seven patients who sustained low-energy bilateral subtrochanteric or diaphyseal femoral fractures while on long-term alendronate therapy were identified. One patient presented with simultaneous bilateral diaphyseal fractures, two patients had sequential subtrochanteric fractures, and four patients had impending contralateral subtrochanteric stress fractures noted at the time of the initial fracture. Of the latter four, one patient had a fracture through the stress site and the other three patients had prophylactic stabilization of the site with internal fixation. No patient had discontinued alendronate therapy prior to the second fracture. All patients were women with an average age of sixty-one years, and they had been on alendronate therapy for an average of 8.6 years. All fractures were treated with reamed intramedullary nailing and went on to union at an average of four months.

Conclusions: In patients on long-term alendronate therapy who present with a subtrochanteric or diaphyseal femoral fracture, we recommend radiographs of the contralateral femur and consideration of discontinuing alendronate in consultation with an endocrinologist. If a contralateral stress fracture is found, prophylactic fixation should be considered.

내용을 요약하면, 장시간(적어도 5년 이상) 골다공증 약(alendronate)을 복용하는 만 61세 이상의 여자에게서 살짝 넘어지는 작은 외상에도 대퇴근위부 3분의 1 부위에 횡상골절이 순차적으로 혹은 동시에 양쪽골절이 발생한다는 내용이다. 그리고 일반적인 대퇴부 골절은 안쪽에서 시작하는 반면에 골다공증에 의한 골절은 외측에서 골절선이 시작된다는 논문도 있었다.

현재까지 골다공증 약의 장기복용이 어떠한 이유로 골절이 되는지에 대해서는 알려져 있지 않지만, 추정하는 것은 낙상으로 인한 골절가능성이 제기되고 있다.

내 생각은 환자가 넘어질 때 넘어지지 않으려고 중둔근에 힘을 주게 되는데, 이때 골절이 되거나

혹은 넘어지면서 바닥에 직접적인 부딪힘에 의해
골절이 되는 두 가지 가능성이 있다고 본다.

인터넷 검색 결과, 대한민국 의사들은 골다공증 약물의 효용
성이나 처방 기간에 대한 이야기가 주류를 이루고 있는 특징
을 보였다. 하지만 이미 선진국에서는 몇 년 전부터 골다공
증 약의 장기복용이 대퇴골절 가능성을 제기하고 있으니, 좋
은 참고가 되기를 바란다.
필자는 이 사건을 계기로 환자를 평가하는 새로운 안목을 갖
게 되었다.
의료사고가 생기면 병원의 이미지 실추를 우려해서 대부분
조용히 합의를 하고 있다. 반대로 본인처럼 억울한 피해를
당해 되레 보상하고 있는 사례도 많지 않을까 해서 글을 싣기
로 결심했다. 좋은 사례가 되기를 바란다.

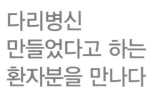

다리병신 만들었다고 하는 환자분을 만나다

어느 날 아침, 같이 근무하는 실장이 어두운 얼굴로 내 방에 찾아왔다.

"○○○ 환자분이 골반이 아파서 걸을 수가 없다면서 '다리 병신을 만든 것이냐? 어떻게 할 것이냐?'라면서 전화를 했습니다."

"저는 환자분이 내원했을 때 골반교정도 하지 않았고, 허리를 비틀지도 않았고, 이틀 전에 왔을 때 많이 아파하시길래 병원에 가서 엑스레이를 한번 찍어 보라고 말하고는 돌려보냈습니다."

실장의 얼굴에는 걱정이 만연했지만, 나는 당황하지 않았다.

환자 정보를 검색해 봤다. 60세의 여성이었다.

여직원에게 환자의 차트를 갖고 오라고 했다. 3일 전에 내원을 했고, 치료를 세 번 받은 기록이 적혀 있었다. 차트를 확인해 본 결과, 크게 걱정할 것은 아니라는 판단이 들었다.

현재 추정 가능한 것은 골반이나 다리골절로 인한 사고가 가장 심각한 상황이겠지만, 나이를 봤을 때 골반이나 다리골절이 발생할 가능성은 제로라는 판단이 들었다. 그리고 척추교정을 했다고 하더라도 다리나 골반골절이 발생한다는 것은 불가능하다. 만약 치료 도중에 골절이 발생했다면 치료실 내에서는 일대 소란이 일었을 것이다.

이 말을 듣는 순간, '환자가 내원했을 때 내게 도움을 요청했더라면 좋았을 텐데…….'라는 아쉬움이 들었지만, 이미 지난 일이니 별 도리가 없었다.

나는 걱정하는 실장에게 "실장님, 걱정 안 하셔도 될 것 같습니다. 우선 다시 한 번 내원하라고 하십시오. 제가 치료를 하겠습니다. 일 보세요."라고 말하고는 돌려보냈다.

오후에 환자가 남편분의 부축을 받고 내원을 했다.

역시나 환자의 상태는 심각했다. 엉덩이와 무릎 그리고 발목을 펴지 못한 채 다리를 절뚝거리면서 걷고 있었고, 허리를 아예 펴지를 못하고 있었다. 다리가 저리거나 마비가 되는 환자분들을 수도 없이 봐 왔던 나이지만 까치발을 하면서 걷는 분은 내 임상경험으로는 처음이었다.

한마디로 내 평생 만나 본 환자 중에서 상태가 가장 심한 환자였다. 지금 당장 수술을 의뢰하더라도 받아들일 정도로 상태는 심각했다.

그래본들
척추관협착증이었다.

환자를 치료하기 위해 치료용 테이블에 눕혔다. 환자분은 테이블에 눕기조차 힘들어했다. 몸을 움직일때 마다 오른쪽 엉덩이 쪽으로 번개가 치는 듯한 통증을 호소했다. 그 통증을 나는 이미 알고 있었다. 2년 전 똑같은 통증을 이미 겪었던 나였기 때문이다.

천천히 환자가 테이블에 바로 누울 때까지 기다린 후, 치료를 시작했다. 제일 먼저 오른쪽 장요근을 자극해 들어가자, 환자는 심한 통증을 느끼며 내 손을 밀어내고 있었다.

그래도 나는 지그시 누르는 힘을 유지한 채 그대로 있었다.

그러자 시간이 지나면서 환자 또한 통증이 사라지는지 숨을 쉬기 시작했다. 환자가 숨을 참지 않고 쉬는 것은 통증이 사라지고 있다는 증거이다.

왼쪽다리를 잡고 허리를 천천히 돌려보았다. 오른쪽 엉덩이가 바닥에 눌리면서 통증을 심하게 호소하였다. 이번에는 반대쪽으로 가서 오른쪽 다리를 잡고 허리를 돌려보았다. 괜찮았다. 척추기립근과 요방형근 그리고 엉덩근육을 스트레칭하고, 세 근육을 강하게, 하지만 지그시 누르면서 풀어 나갔다. 그러자 환자는 조금씩 편안함을 느끼는 듯했다.
그렇게 장요근과 요방형근, 척추기립근과 엉덩근육을 치료한 다음 엎드려 눕게 했다. 그런데 환자가 엎드려 눕기 위해 몸을 돌리는 순간, 오른쪽 엉덩이 쪽으로 번개가 치는 통증을 호소하면서 그 순간 자신의 손으로 엉덩이를 잡았다. 나는 천천히 환자 스스로 엎드릴 때까지 기다렸다. 천천히 아주 천천히 환자는 몸을 돌릴 수 있었고, 치켜 올린 엉덩이를 내리면서 엎드려 누운 자세를 취했다.

척추기립근을 허리부터 어깨까지 팔뚝을 이용해서 천천히 당기면서 이완을 시켜 나갔다. 오른쪽과 왼쪽의 척추기립근과 요방형근, 엉덩근육을 모두 치료했다. 생각보다 쉽게 이완이 되지 않았다. 하지만 다음 환자가 기다리고 있었기 때문에 근육이 완벽하게 풀릴 때까지 치료를 계속할 수는 없었다.

목과 등 그리고 허리척추를 교정하고 테이블에서 내려와 일어서 보라고 했다.
여전히 환자는 조심스러워하면서 바닥에 일어섰다. 하지만 여전히 다리를 펴지 못한 상태였다. 체중을 실어 보라는 나의 요구에 내원 때보다는 조금 나아졌고, 다리도 어느 정도 펴졌지만, 완벽하지는 않았다.

척추관협착증이 심했기 때문에 한 번의 치료로는 차도가 없었다. 환자분은 조금 낫다고 했지만, 나의 눈에는 별다른 차도가 없었다.
나는 결국 환자가 일어서 있는 상태에서 오른쪽 장요근을 다시 치료를 했다. 역시 환자는 통증이 심해서 바로 서 있지를 못했고, 다시 테이블에 눕혔다. 처음에 했던 과정을 다시 반복했다. 여직원은 대기 환자가 많다는 말을 전해 왔다. 마음은 급했지만, 어쩔 수가 없었다. 적어도 내원하기 전보다는 나아져야 걸어서 나갈 수 있기 때문에 다시 한 번 똑같은 과정을 반복했다.

바로 눕혀서 장요근을 치료한 다음, 허리를 돌려서 요방형근을 치료했다. 요방형근 치료가 끝난 후, 엎드려 눕혀서 척추기립근과 요방형근 그리고 엉덩근육을 치료했다. 그리고는 기기자세(crawling position)를 취하게 했다. 이 자세는 척추기립근이 최대로 스트레칭된 자세이면서 환자들이 시원해하는 자세다. 이 자세에서 등쪽의 근육들을 치료한 다음 테이핑으로 마무리했다.

다시 자리에 일어나서 신발을 신고 바닥에 일어서 보라고 했다. 그렇게 큰 차도는 없었다. 첫날 치료는 그렇게 마무리되었다.

둘째 날, 환자분이 컨디션 드링크 한 박스를 사들고 오셨다면서 여직원이 한 병을 건넨다.

걷는 모습을 보니, 어제보다는 확연히 좋아 보였다. 하지만 여전히 정상적인 모습은 아니었다.

다시 치료를 시작했다. 어제와 똑같은 과정을 반복했다. 몸상태가 좋아지고 있었던 터라 치료를 하면서 환자분께 물어보았다.

"어머니, 어떻게 하다가 이렇게 많이 아프게 되신 거예요?"

어머니는 치료 첫날 치료받고 일어서는데, 일어날 수가 없었다는 것이다.

첫날 내원 당시의 모습을 모르고 있으니, 뭐라 할 말이 없었다. 그러나 내 생각에는 실장의 도수치료나 교정 때문이 아니었다. 단지, 협착증이 심한 상태에서 내원을 했고, 그 상태에서 차도가 없었거나 혹은 조금 더 악화된 정도였다.

나는 실장한테 전화를 걸어 다리병신을 만들었다면서 욕을 한 것에 대해 일침을 가하려다가 입을 다물었다. 환자분은 얼마나 불안하고 무서웠으면 그랬겠는가. 실제로 다리에 장애가 생기는 것은 아닌가 하는 생각에 밤잠을 제대로 이루지 못했을 것이기 때문에 그 마음을 이해하려고 했다.

3일째 다시 치료를 했다. 똑같은 과정을 반복했다.

환자의 몸 상태는 조금씩 조금씩, 하지만 눈에 띌 정도로 좋아지고 있었다.

척추관협착증 환자들은 허리가 잘 안펴지고, 허리를 펼 때 다리가 저리거나 마비가 오거나 혹은 다리가 아파서 허리를 펴지 못하고, 걸어가면 다리가 아파서 앉아서 쉬어야 하며, 다리의 감각이 무뎌지거나 힘이 없다고 호소한다. 하지만 이 환자처럼 엉덩이에 번개가 치는 듯한 통증을 호소하지는 않는다.

통증을 호소하는 정도의 차이일 뿐이지, 결국은 신경이 압박을 받고 있는 것일 뿐인 것이다. 그렇게 걱정할일도, 두려워할 일도 아니다.

결국은 굳어 있던 근육이
풀리면 다 해결될 문제인 것이다.

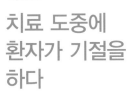

치료 도중에
환자가 기절을
하다

언젠가 한번 요통 환자를 치료하다가 환자를 기절시킨 사건
이 있었다. 지금도 그때를 생각하면 가슴이 철렁 내려앉는
기분이다.

그는 40대 중반의 남자 환자였으며, 내 친구였다. 요통으로
인해 나에게 치료를 받으러 내원하였는데, 장요근의 경직이
요추에 통증을 유발하고 있다는 판단이 들었다.

그래서 친구를 바로 눕게 한 다음, 장요근을 자극하기 위해
배를 지그시 눌러 들어갔다. 처음에 장요근이 강하게 긴장을
하길래, 그 자리에서 더 이상 힘을 가하지 않은 상태에서 지
그시 누른 상태를 유지하고 있는데, 어느 순간 장요근에 긴

장이 풀리면서 나의 손끝이 배 안으로 쑤욱 내려가는 느낌이 들었다.

그리고 친구의 얼굴을 보는 순간, 눈이 돌아가고 경련을 일으키는 것이 아닌가. 순간 대형 의료사고가 난 것은 아닌지 별의별 생각이 다 들었다. 119를 불러야 하나, 어째야 하나 등등 짧은 시간이었지만 수없이 많은 생각들이 스쳐지나갔다. 그렇게 머릿속은 복잡하게 흘러갔지만, 나는 아무런 조치를 취하지 못한 채, 머리를 잡아서 들어 올리면서 이름을 부르고, 의식이 돌아오도록 등을 두들기기도 했다. 내가 할 수 있는 것은 아무것도 없었다.

그리고 몇 초 후에 의식이 돌아왔다. 그제야 나도 한시름 놓을 수 있었다. 지금 생각해도 아찔한 순간이었다. 의식이 돌아온 친구에게 이런 저런 질문을 했더니, 그 친구는 그냥 편안하게 잠깐 잠이 들었던 듯이 이야기를 했던 기억이 있다.

왜 이런 현상이 발생했을까?

내가 알고 있는 지식을 총 동원해서 그 원인을 파악하고자 노력해 보았다. 하지만 정확한 원인이 떠오르지 않았다. 요통의 80% 이상은 장요근이 원인근이며, 앞으로도 수많은 요통

환자를 치료하게 될 테고, 그때마다 장요근을 자극하는 치료를 할 텐데 이런 일이 반복해서 나타난다면 어쩌면 사망사고가 발생할지도 모른다는 생각에 걱정이 태산이었다.

그래서 전국에 있는 의료전문가들에게 SOS를 요청했다. 소위 치료만큼은 날고 긴다는 고수들에게 카톡메신저로 그날의 상황을 전하면서 그 이유에 대해 물었다.

그리고 몇 분 후, 몇몇 전문가들로부터 회신이 왔다. 그런 조각조각의 정보들을 바탕으로 나의 확신은 명확해졌다.

즉, 장요근 아래쪽(요추 1번 옆)에 신장(콩팥, kidney)—콩 모양의 팥 색깔이라고 하여 신장을 콩팥이라고 한다— 이 위치하고 있는 해부학적 구조에 대해 집중할 필요가 있다. 배를 통해 장요근을 강하게 자극하면 장요근 아래에 있는 신장이 자극을 받게 된다. 신장은 심장의 혈압을 조절하는 컨트롤박스이다. 더러 혈압 조절을 어디서 하느냐고 물으면 열에 아홉은 답변을 하지 못하며, 더러 심장이라고 이야기 하곤 하는데, 이는 의료지식이 낮다는 방증이다.

혈압 조절은 심장이 아니라, 신장이 컨트롤한다. 그 예로 고혈압이 있는 사람이 정상인의 신장을 이식하고 나면 혈압이 정상으로 회복된다는 것에서 혈압은 신장이 기능하는 것이라는 것을 알 수 있다.

따라서 신장을 자극하면 심장에 영향을 미치게 되고, 그 결과 심장기능이 순간적으로 떨어지면서 저혈압 상태가 되고, 그 결과 뇌가 일시적인 허혈상태가 되기 때문에 쇼크가 발생하는 것이다.

하지만 걱정할 필요는 없다.

장요근을 자극하는 중에 발생하는 이러한 쇼크현상은 일순간 잠깐 나타나는 현상이며, 신장에 가해진 압력을 제거하면 심장기능이 원래 상태로 회복되기 때문에 혈압도 정상상태가 되고, 뇌의 허혈상태가 해소되기 때문에 사망으로 이어지는 경우는 없다.

그날 이후로 요통환자의 장요근을 자극할 때는 항상 환자의 얼굴 상태를 확인하며, 환자에게 말을 계속시키고, 의식이 깨어 있는지 확인하면서 치료를 하는 습관이 생겼다. 그 사건 이후 약 1년이 지났고, 약 2천 명 이상의 환자를 치료했지만, 단 한 건의 쇼크현상도 발생하지 않았다. 앞으로도 환자를 치료해야 하는 본인에게 무엇과도 바꿀 수 없는 소중한 경험을 한 시간이었다. 이래서 임상경험이 중요한가 보다.

임상에서 요통환자들의 장요근을 자극할 때 환자가 쇼크를 일으키더라도 막연히 불안해할 필요는 없을 것이다. 오늘도 열심히 환자 치료에 임하고 있는 대한민국 모든 물리치료사들에게 건승을 빈다.

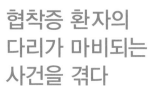

협착증 환자의
다리가 마비되는
사건을 겪다

나이 : 73세

성별 : 여자

신체적인 특징 : 비만형이며 복근이 긴장되어 있고 배가 나와 있으며, 복근의 경직이 심해서 섬유화되어 있음.

진단명 : 척추관협착증

증상 : 허리를 펼 때 다리가 저려서 약간 엉거주춤한 자세로 걸어 다님

토요일이었다. 예약환자가 많아서 스케줄대로 치료를 해나갈 때였다.

할머니 한 분을 치료하고 다른 환자분을 치료하고 있는데, 여직원이 나에게 치료받은 환자분이 다리가 저려서 소파에 누워서 일어나지 못한다고 전해 왔다. 무슨 일인가 싶어서 대기실 소파에 나가 보니 실제로 환자분께서 다리 통증이 심하다면서 허리를 펴지를 못하고 웅크리고 앉아 계셨다.

다리 통증이 풀리기를 기다렸지만 결국 119를 불렀고, 대학병원 응급실로 이동했다. 119 차량에 탑승한 응급구조사는 환자분께 이런저런 질문을 하고, 간단한 테스트를 하고, 혈압체크를 하고, 그 결과를 기록했다. 그래서 응급구조사에게 원인이 뭐냐고 물었더니 모르겠단다.

대학병원 응급실에 도착했다.

대학병원 담당의사도 진료기록부에 환자의 증상만을 열심히 기록할 뿐 그 원인을 모르겠단다.

이번에는 방사선실로 이동했다.

엑스레이 촬영을 했고, CT 촬영과 혈액검사를 했다. 원인이 뭐냐고 물었더니 모르겠단다. 원인을 알지 못하니, 그 어떤 처치도 이뤄지지 않았다.

환자분은 계속 침대에 누워만 계셨고, 정신은 명확했기 때문에 나와는 계속 대화를 나누었다. 보호자에게 연락을 취했고, 1시간쯤 지나서 딸과 사위가 도착했다.

10시쯤 대학병원에 도착한 후 11시 조금 넘어서면서 환자분이 서서히 움직이기 시작했다.
다리가 움직이기 시작했고, 발목을 위로 끌어올리는 동작이 가능했다. 아직 힘은 정상은 아니었다. 핏기가 없던 발등에도 혈색이 살아나고 있었다. 다행이었다.
원인이 뭔지, 대학병원 응급실에서 기다리면서 스마트폰으로 검색을 해 봤지만, 필자와 같은 경험을 한 글은 없었다. 척추 전문가라고 자부하는 나 스스로 그 이유를 알 수가 없었다.
그렇게 환자분은 회복 되었고, 오후 4시쯤 퇴원을 해서 집으로 돌아가셨다.

그리고 나서 약 2주쯤 지난 어느 날.
그 환자분이 필자에게 다시 치료를 받겠다고 내원을 하셨다.
당시 다리 마비의 원인을 알지 못하는 상황에서 환자분을 치료할 수가 없었다. 여전히 그 이유가 궁금했다. 그 환자분은 그날 처음 나에게 치료를 받은 것이 아니고, 이미 오래전부터 치료를 계속 받아 오셨고, 평소와 똑같은 방식으로 치료를 했었다.

다만, 그날은 환자의 회복 속도가 좀 늦어서 장요근을 풀기 위해 평소보다 많은 시간을 할애했었고, 장요근을 자극하는 내내 환자분이 많이 아파하셨지만, 몸을 비틀 정도는 아니어서 장요근을 양 손가락으로 누른 상태를 지속하면서 장요근이 이완되기를 기다리는 식으로 치료했다.

실제로 근육이 많이 뭉쳐 있는 경우에는 힘을 가한 상태를 지속적으로 유지하면 근육이 스르르 힘이 빠지면서 풀린다. 이러한 반복적인 치료를 통해 뭉친 근육을 완벽하게 풀고 나면 환자의 증상 또한 완벽하게 사라진다.

여전히 궁금했다. 그 이유가 무엇일까?

나와 똑같은 경험을 했던 다른 물리치료사가 있지는 않을까 하는 기대감으로, 본인의 실수가 노출된다는 혹은 나의 약점이 혹은 나의 낮은 치료 실력이 노출된다는 부끄러움을 감수하면서까지 용기를 냈다.

내가 운영하는 카페에 글을 올리고, 물리치료사들이 즐겨 찾는 카페에도 글을 올렸다. 그리고 SNS에도 글을 올렸다. 다음은 필자의 카페와 SNS에 올린 글의 전문이다.

전국의 고수들에게 조언을 구하고자 합니다.

73세 여자
복부비만이 있고, 약간 체형이 비만임.
척추관협착증으로 내원.

타이트한 복근과 장요근이 이완이 되지 않아서 장시간 누른 채로 장요근이 풀리기를 기다리는 치료를 했습니다.

치료 도중에 환자분이 통증을 많이 호소하였지만, 몸을 비틀 정도는 아니어서 누른 상태를 지속하면서 장요근이 이완이 되기를 기다리는 식으로 약 20분 정도 치료를 했고, 교정을 하고 침대에서 내려왔습니다.

하지만 화장실을 가는 도중에 다리가 마비가 되고, 힘이 빠져서 일어서서 걸을 수가 없다고 하면서 소파에 주저앉았습니다. 허리를 펴는 동작을 하면 다리가 저려서 허리를 펴지를 못하시더군요.

그렇게 한 10여 분을 통증이 사라지기를 기다렸지만, 결국 119를 불러서 대학병원으로 이송을 하였습니다.

119에 탑승한 응급구조사분도 이유를 잘 몰라 하시고, 대학병원 의사도 원인을 몰라 하더군요.

근데, 시간이 지날수록 환자분이 다리를 조금씩 뒤척이기 시작하고, 발목을 움직이기도 하더군요. 다리쪽에 혈액도 돌아오고요. CT나 혈액검사 결과, 아무런 이상이 발견되지 않았습니다.

그렇게 오전 10시쯤 대학병원 응급실에 갔다가 오후 4시쯤 퇴원을 했습니다.

이분이 다시 오셔서는 제게 또 치료를 받고 싶다고 하시는데, 다리

마비 증상의 원인을 모르는 상태에서는 치료를 할 수가 없더군요.
인터넷에는 일자허리 환자일 경우 장요근을 풀어 버리면 상태가 더
악화된다는 한 줄의 글만 있지, 그 원인에 대해서는 언급이 되어
있지 않아 답답한 마음에 전국의 고수님들께 조언을 구합니다.
혜안을 얻고자 합니다.

글을 올리자마자 전국의 많은 전문가들이 댓글을 달아 주셨
고, 더러는 직접 문자를 보내 주기도 했다. 하지만 그 수많은
댓글 속에 내가 원하는 정답은 없었다.
꼬리뼈의 문제를 지적하는 사람, 골반의 문제를 지적하는 사
람, 척추의 후종인대를 지적하기도 하고, 교정을 잘못해서
그렇다고도 하고, 더러는 한의학적으로 설명을 해 주신 분들
도 계셨지만, 역시 내가 원하는 의문은 해결되지 않았다.

여러 전문가들이 언급한 정보들을 읽어 내려가면서 내 머릿
속은 혼란스러워지는 것이 아니라, 오히려 맑아지면서 차근
차근 정리되기 시작했다. 그러한 전문가들의 의견을 토대로
내가 내린 정답은 다음과 같다.

다리가 저리는 현상은 어쨌거나
신경이 눌렸다는 것을 의미한다.

다리로 내려오는 신경이 눌릴 수 있는
가능성은 척추와 이상근에 의한 좌골신경의
압박 두 가지뿐이다.

따라서 첫 번째 가능성은 내가 장요근을 자극할 때 통증으로
인해 환자가 힘을 빼지 않아서 장요근에 가해진 자극이 제거
될 때 순간적으로 환자가 장요근을 수축시키면서 풀렸던 장
요근이 오히려 반사성으로 더 수축되었을 가능성. 이로 인해
협착증이 악화된 경우이다.
두 번째는 장요근을 자극할 때 생기는 통증으로 인해 허리,
즉 척추기립근에 강한 힘을 주고 있었기 때문에 협착증이 악
화되었을 가능성이었다.

첫 번째 가능성에 대해 부가적인 언급을 하면, 장요근은 허리
를 펼 때 요추를 앞쪽으로 끌어당기는 작용을 하기 때문에 요
추의 만곡이 증가되어 협착증 증상이 악화된다. 그래서 협착
증 환자는 허리를 굽히고 다닌다. 그 이유는 장요근을 이완
시켜서 요추가 앞쪽으로 끌려 나오지 않게 하려는 보상작용
이다.
두 번째 가능성에 대해 부가적인 언급을 하면, 척추기립근은

장요근과 쌍으로 작용하면서 골반을 전방경사 시키고, 요추를 전만 시키는 작용을 한다. 내가 장요근을 자극할 때 통증이 있어서 허리에 계속 힘을 주고 있었기 때문에 요추가 전만되면서 협착증이 악화된 것이다.

이상근에 의해 좌골신경이 압박되었을 가능성은 낮다.
그 이유는 그날 이후 환자를 치료하면서 어디에 힘이 들어가느냐고 확인해 본 결과, 장요근을 강하게 자극하면 모든 환자분들이 허리에 힘이 들어간다고 말씀을 하셨다. 이와는 달리 엉덩이에 힘이 들어간다고 말한 환자가 없는 것으로 보아, 이상근에 의한 좌골신경의 압박에 의해 다리마비가 왔을 가능성은 낮다는 것이 내 생각이다.

의사도 이유를 모른다 하고, 기다리는 내내 스마트폰으로 검색을 해 봐도 나와 같은 사례가 없었다. 결국은 어딘가에서 신경이 눌렸다가 신경을 압박하던 인자가 사라지면서 다리마비가 풀린 것이다. 결국 위의 두 가지 가능성에서 해답을 찾아야 할 것 같았다.
이 일을 겪고 난 이후부터는 장요근을 자극할 때 다리가 마비가 되는 증상이 있거나, 허리에 힘이 들어가면 말씀을 하시라는 조언을 하면서 치료를 하는 습관이 생겼다. 내 자극이 과하다는 증거다. 저번에는 환자가 기절을 하더니…….

이번 일을 통해 대한민국의 많은 물리치료사들과
내가 질환을 바라보는 관점에
명확한 차이가 있다는 것을 발견했다.

댓글을 달아 준 많은 물리치료사들의 공통점은 치료의 포커스가 척추나 관절 그리고 인대와 디스크 같은 구조물(structure)에 있다는 것이었다. 하지만 본인은 질환의 포커스는 근육에 있다.

목표로 하는 타깃 근육(targeting muscle)을 먼저 설정하고, 해당 근육이 풀릴 때까지 치료를 하는 것이다. 교정은 부수적인 것이다. 하지만 다른 물리치료사들은 교정이 먼저이고, 근육을 푸는 것은 부수적이라고 생각하는데, 바로 이것이 필자와 다른 물리치료사들이 질환을 바라보는 가장 큰 차이점이라는 것을 알게 되는 계기가 되었다.

근육이 풀리는 만큼 교정이 되는 것이지,
교정이 되면 근육이 저절로 풀리는 것이 아니다.

결국 모든 신경근골격계 질환의 원인은 근육이며,
치료의 시작과 끝은 근육이다.

내가 질환을 바라보는 그리고 치료를 하는 흔들림 없는 원칙
이다.

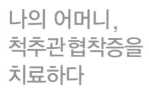

나의 어머니,
척추관협착증을
치료하다

내가 약 15년 전 대학을 졸업하고 물리치료사로 근무할 때, 내 머릿속에 각인된 생각이 있었다.

> "이 환자가 내 부모라면 나는
> 일으켜 세울 수 있는가?"

할아버지께서 고혈압으로 인해 중풍으로 쓰러져서 고생하시다가 돌아가셨다는 말을 어릴 때부터 부모님으로부터 들어왔었다.
아버지 또한 약 30년 이상을 고혈압과 싸우면서 약을 복용하고 계신다. 서울에 사는 막내고모님 역시 고혈압이며, 서울 큰누나 역시 혈압이 높아서 약을 복용하고 있다.

이러한 집안의 내력이 있기 때문에 나 스스로 체중 관리에 신경을 쓰는 편이며, 또 한편으로는 중풍환자를 치료하고 있는 물리치료사로서 '과연 나의 아버지가 고혈압으로 쓰러진다면 나는 과연 나의 아버지를 일으켜 세울 수 있을까?'라고 항상 나 스스로에게 되물었다.

나는 중풍이나 교통사고로 팔다리가 마비된 많은 사람들을 치료해 왔다. 휠체어에 앉아서 치료받으러 온 분이 하루 이틀, 한 달 두 달 치료를 받으면서 스스로 일어설 때 하나같이 뜨거운 눈물을 흘리던 모습을 나는 생생히 기억하고 있다.

물론 지금은 중추신경계 환자가 아니라 근골격계 환자를 치료하는 전문가이지만, 지금은 과연 나의 부모가 척추관협착증이 와서 허리를 펴지 못하고, 목디스크가 생겨서 목을 움직일 수가 없고, 오십견이 생겨서 밤잠을 설친다면 나는 내 부모를 치료해 낼 수 있을까를 항상 되묻는다. 그리고 그러한 심정으로 환자를 치료하고 있다.

내가 이 말을 하는 이유는 과연 대한민국의 얼마나 많은 물리치료사들이 자신이 치료사로서 자긍심을 갖고 사는지 스스로에게 질문을 던지는 계기가 되기를 바라는 마음에서다. 내가 대한민국 최고의 치료사라고 호언장담하면서 큰 목소리를 내는 많은 물리치료사들에게 한결같이 드리는 말이다.

"물리치료사로서 당신의 부모님과 가족을
치료해 낼 수 있는지를 스스로에게 되물어 보세요."

어느 날, 내 어머니가 치료를 끝내고 치료실을 나가기 위해 신발장에서 신발을 갈아 신고 허리를 펴는 순간 무릎을 꿇어 앉는 것이 아닌가? 척추관협착증이 분명했다. 그날부터 본인이 치료를 하기로 하고, 여직원에게 내 어머니는 나에게 보내 달라고 부탁했다.

평소에 어머니는 아들이 힘들다고 나에게 치료를 받지 않고 일반치료만 하고 돌아가신다. 그리고 나 또한 어딘가 많이 아파서 치료받으러 오는 것이 아니라, 진주에 나오시는 길에 아들 얼굴도 볼 겸, 치료도 받고 간다는 생각으로 겸사겸사 해서 내원하시는 것을 아는 터라 부모님이 내원하셔도 크게 신경 쓰지 않았다.

내 어머니의 몸을 치료하기 위해 침대에 엎드려 눕혀서 몸을 만져 보니, 온몸이 돌덩어리처럼 딱딱하게 굳어 있었다.

"어찌, 이 몸으로 사셨습니까?
이 몸으로 큰 병 안 걸리고 사신 게 다행입니다."

어머니의 몸은 어느 곳 할 것 없이 딱딱하게 굳어 있었다. 1년을 하루같이 버섯농사를 짓고, 저녁이면 절에 가서서 새벽기도를 하시니 어디 한 몸 성한 구석이 없는 것이 당연한 일일지도 모를 것이다. 어쩌면 그만큼 이 아들이 무심했던 탓이리라.

치료를 시작했다. 온몸의 근육들을 하나하나 자극하면서 풀어 나갔다. 너무 딱딱하게 굳어 있었던 터라, 치료 속도를 매우 천천히 하면서 조심해서 조금씩 조금씩 풀어 나갔다.
처음에는 많이 아파하셨지만, 치료를 거듭할수록 통증도 줄어들기 시작했고, 척추가 돌덩어리처럼 굳어 있어서 교정이 전혀 되지 않던 몸이 조금씩 교정이되기 시작했다. 구부정한 허리도 정상으로 돌아왔다. 다리통증도 사라졌다.
치료를 시작하면서 했던 말이 기억난다.

"옴마, 걱정하지 마이소.
이 아들이 다른 집 아지매도 치료해 내는데,
울 옴마 치료 못하겠십니꺼? 걱정하지 마이소."

실제로 필자는 모든 환자분들에 대해 '이분들이 내 부모라면,
내가 사랑하는 가족이라면 나는 과연 치료해 낼 수 있을까?'
라고 스스로에게 되묻는다.
그리고 그 대답은 항상 똑같다.

"내 가족, 내 부모는 내가 반드시 치료해 낸다."

MRI 결과보다
환자의 증상에
주목하라

어느 날, 내가 쓴 책을 보고는 광주에서 치료를 받으러 오겠
다는 문의가 왔다.

대체 어디가 어떻게 얼마나 아프시길래, 진주보다 의료 환경
이 훨씬 나은 광주에서 진주까지 치료를 받으러 오시겠다는
것인지 자못 궁금했다.

본인이 운영하는 카페의 글을 보고 혹은 본인이 집필한 책을
읽고는 더러 문의전화가 오기도 하고, 카페에 문의를 하기도
하고, 더러 가끔씩은 먼 길을 수고하면서 직접 오시는 분들
도 있다.

내게 문의를 주신 분은 남편분과 딸을 대동해서 함께 오셨다. 목과 어깨가 심하게 굳어 있는 것이 눈으로 보였다. 이미 환자의 얼굴은 초췌한 모습이었다. 그간의 고통이 얼마나 컸을지 대충 짐작이 될 정도였다.

면담을 시작했다. 목이 아파서 잘 돌릴 수가 없고, 두통이 심하고, 양쪽 팔뚝이 한기가 든 것처럼 시리고 찬 느낌이 들고, 어깨와 등이 아프고, 가끔씩은 허리까지 찌릿찌릿한 통증이 생기기도 한다고 하신다. 주로 밤에 통증이 심하고, 새벽에 잠을 깨면 잠들기가 어려워서 소파에 앉아 있으며, 밖에 나갔다 오면 몸이 더 아프기 때문에 잘 나가지도 않는다고 했다.

이처럼 환자는 죽을 만큼 아픈 고통으로 힘들어 하셨지만, 내가 봤을 때는 단순한 근육통이었다. 전문용어로 '근막통증증후군(myofascial pain syndrome)'이라고 한다.
상승모근과 견갑거근이 경직되어 있어서 어깨가 위쪽으로 불룩하게 솟아 있었다. 이런 어깨를 나는 '건달어깨'라고 표현한다. 적절한 표현인지는 모르겠지만, 환자분이 이해하기 쉽게 내가 사용하는 용어다.

팔쪽으로 전이되는 통증은 흉곽출구증후군(thoracic outlet syndrome)이었다.

팔에 직접적인 외상이 없음에도 불구하고 팔이 아픈 사람은 신경이 눌렸다는 것을 의미한다. 팔이나 손가락으로 내려오는 신경이 눌리는 부위는 딱 두 곳뿐이다.

첫 번째는 목디스크가 탈출되거나 골극이 덧 자라나서 신경을 누르는 경우이며, 이것을 '경추 추간판탈출증'이라고 한다.

두 번째는 경추 5번~8번 그리고 흉추 1번 신경이 하나로 만나서 띠를 이루게 되는데, 이 신경을 '상완신경총(brachial plexus)'이라고 한다. 이 신경은 쇄골 위에 있는 사각근과 쇄골 아래에 있는 소흉근에 의해 눌려지는데, 이것을 '흉곽출구증후군(thoracic outlet syndrome)'이라고 한다.

이 둘 사이에는 약간의 차이가 있다.

첫째, 경추 추간판 탈출증은 몇 번 디스크가 탈출했느냐에 따라 환자가 호소하는 통증지점이 차이가 난다. 이것을 토대로 몇 번 신경이 눌려 있는지 추정할 수 있으며, 이러한 이학적인 검사는 MRI 검사와 거의 일치한다. 추가적으로 경추를 압박하는 검사(Apley's compression test)를 통해 증상을 재현할 수 있다.

두 번째, 흉곽출구증후군은 환자가 통증을 호소하는 지점이 거의 일치한다. 주로 경추 8번 디스크와 그 경로가 같기 때문에 8번 목디스크라고 오진을 내리기 쉽다. 흉곽출구증후군은 목을 들어 올려서 천장을 보는 동작은 가능하지만, 쇄골 위나 아래 지점에서 상완신경총을 직접 압박해 보면 겨드랑이 안쪽과 아래팔 안쪽을 따라 4번째와 5번째 손가락 끝까지 저리는 증상이 나타난다. 경추압박검사에서는 팔이나 손가락이 저리는 증상이 나타나지 않은 반면에, 사각근을 압박하는 검사에서 양성반응을 보였으니, 이 환자는 목디스크가 아니라 흉곽출구증후군이 분명했다. 그중에서도 사각근 증후군이었다.

광주에서 이런저런 치료라는 치료는 다 받아 봤다고 했다. 심지어 한 지인은 굿을 해 볼 것을 권했다고도 했다. 대학병원에서는 목디스크 수술을 하자고 했단다.

그래서 목디스크를 수술하면
어깨와 등이 아프고, 팔이 시린 통증이
없어지는지 물었더니,
담당의사는 그것은 확신할 수 없다고 했다.

재활의학과에서는 본인의 진단과 같이 근막통이라고 했단다. 시술도 받고, 도수치료도 받았지만, 증상이 좋아지지 않았다고 하셨다.

치료를 시작했다.

엎드려 눕혀서 어깨에 손을 대는 순간, 돌덩어리처럼 굳어 있는 것이 느껴졌다. 상승모근과 견갑거근이었다. 이렇게 돌처럼 딱딱하게 굳어 있는 상태를 '유착(adhesion)'이라고 한다. 이렇게 유착이 심한 부위를 손으로 만져보면 딱딱한 덩어리가 만져지고, 환자는 아파한다. 팔뚝으로 자극을 하면 그럭그럭거리는 소리가 난다. 유착이 심한 경우에는 떡떡거리는 소리가 난다. 더러 뼈에서 나는 소리라고 생각을 하지만, 근육이 유착되어 나는 소리다. 치료를 해나갈수록 떡떡거리는 소리는 좀 더 부드러운 그럭그럭거리는 소리로 바뀌고, 유착이 모두 해소되고 나면 근육은 말랑말랑한 신축력이 느껴지고, 환자는 시원하다고 한다.

굳어 있기는 등도 매한가지였다. 척추기립근은 허리까지 딱딱하게 굳어 있어서 팔뚝으로 눌러서 바깥으로 당겨도 전혀 움직임이 없을 정도로 굳어 있었다. 날개뼈 안쪽에 있는 능형근도 마찬가지였고, 팔의 움직임에 관여하는 근육들도 하나같이 말라 있었다. 가을에 나뭇가지가 물이 빠지면서 말라 있는 형상 그대로였다.

시간이 지날수록 조금씩 근육이 풀리기 시작했다. 바로 눕혀서 허리근육을 풀고, 마지막으로 목을 치료하기 시작했다. 두통이 심하게 나타났다. 목근육이 굳어 있어서 나타나는 현상이었다. 고혈압이나 머리에 외상을 입지 않은 이상 두통의 원인은 목근육의 경직으로 인해 나타나는 긴장성두통이다. 그렇게 한참을 치료했더니, 목근육도 조금씩 이완이 되기 시작했다. 경추를 교정하고, 등과 허리를 교정해 드렸다.

만성통증을 호소하는 분들 중에 더러 심한 우울증으로 고생하는 분들이 많다. 그 이유는 자신은 몸이 아파서 잠을 잘 수도 없고, 움직이기조차 힘들고, 먹기조차 힘들어 심할 경우 몸이 자꾸 야위어만 가는데도, MRI 촬영이나 온갖 검사를 해 봐도 아무런 문제가 발견되지 않기 때문이다. 그러니 의사는 진단을 내릴 수가 없고, 환자는 계속 아파하니 꾀병이라 여기고 정신과 치료를 받기를 권하거나 진통제 약만 처방해 준다. 어디를 가나 반복되는 이러한 일에 환자는 여간 곤욕스러운 일이 아니며, 심할 경우 우울증으로 발전하기도 한다.

본인이 누차 하는 이야기이지만, 제발 환자가 말하는 증상에 귀를 기울였으면 한다. 정형외과학과 신경외과학을 제대로 공부한 사람이라면, 환자가 호소하는 몇 가지 증상만 들어도 어디가 문제이며, 진단명이 무엇인지 알게 된다.

하지만 첨단의학이 발전할수록 의사들은 대학에서 배웠던 이론서에 관심을 두지 않고, 방사선이나 초음파 혹은 내시경을 통해 눈으로 관찰되는 결과가 있을 때만 진단을 내리며, 그제야 적절한 처방을 내릴 수 있는 눈 뜬 봉사가 된 것은 아닌지 걱정이다. 그나마 정확한 진단 후에 내려지는 적절한 처방이 환자에게 들어맞으면 좋겠는데, 그렇지 않은 경우가 더 많으니 의사의 한계를 보는 것 같아 씁쓸하다.

MRI 상에 척추와 관절이 정상이면, 환자가 아파해도 아무런 문제가 없는 것일까?

그렇지 않다. 환자는 아프기 때문에 아프다고 말하는 것이다. 환자가 호소하는 증상에 주목할 필요가 있다.

정신적인 혹은 심리적인 혹은 직업적인 문제로 환자의 고통을 폄훼하지 마라. 지금은 MRI 상에 아무런 문제가 나타나지 않더라도 현재 환자가 호소하는 증상을 해결하지 않으면, 언젠가는 MRI 상에 문제가 나타날 것이다. 그러나 그때는 이미 치료시기를 놓친 것이다.

방사선이나 초음파, 내시경 그리고 혈액검사 소견상 정상임에도 몸의 이곳저곳이 아프다고 호소하는 분들의 공통점은 해당 부위의 근육이 심하게 굳어 있다. 근육의 문제이니 방사선이나 초음파, 내시경 그리고 혈액검사가 무용지물이 되는 것이다.

방사선을 인체에 쏘면 방사선이 흡수된 조직만 영상으로 처리된다. 방사선이 흡수되는 조직은 물이 없는 조직, 대표적으로 뼈와 관절에서 주로 흡수되기 때문에 이처럼 뼈나 관절의 구조적인 문제 혹은 퇴행성 변화만 영상으로 확인할 수 있을 뿐이다. 혹은 종양과 같이 덩어리가 있거나 근육이 찢어진 경우, 초음파나 MRI 영상으로 판독이 가능하다.

하지만 만성근골격계 통증을 호소하는 분들의 특징은 뼈나 관절이 닳아서도 아니고, 종양이 생겨서도 아니고, 근육이 찢어져서도 아니니, 현대의학의 첨단기술로도 환자의 원인을 찾아내지 못하는 것이다. 근육이라는 조직은 물이 70% 이상이기 때문에 방사선은 뚫고 지나가는 투과(penetration)만 일어날 뿐 흡수가 되지 않기 때문에 근육이 뭉쳐서 단단하게 굳어 있는 것은 읽어 내지를 못하는 것이다.

영상장비가 첨단화되지 않던 시절에는 주로 이학적 검진 (physical examination)이 진단을 내리는 데 더 중요하게 작용했고, 예나 지금이나 기본 중에 기본이다. 이학적 검진이란 의사가 환자의 증상을 듣고(청진, auscultation), 환자가 취하는 제스처 혹은 움직임을 보고(시진, inspection), 아픈 부위를 만져보고(촉진, palpation), 두드려 보는(타진, percussion) 이학적 검사 (physical examination)를 말한다.

그래서 경험이 많고 노련한 의사가 중요했지만, 현대의학은 눈으로 직접 보이는 것만 찾아내서 치료를 하고 있으니, 환자의 증상을 이해하고 원인을 찾기 위한 이런 귀찮은 노력은 덜 하는 것은 아닌가 하는 우려의 시선을 거둘 수가 없다.

본인은 물리치료사이지만, 의사의 진료가 끝난 이후 물리치료를 어떻게 적용할지 먼저 환자에게 앞서 언급한 이학적 검사를 먼저 하고, 그 결과를 바탕으로 나의 의료지식을 총동원하여 진단을 내리고, 다시 환자에게 재현을 시켜주면서 확진을 하고, 환자 스스로 본인을 신뢰하게 한 다음 치료를 시작한다. 그리고 대략적인 치료기간을 알려 준다.

이런 경험들이 축적되기 때문에 나의 치료내공은 시간이 거듭될수록 누적되어 갈 것이다. 그리고 나는 그 결과를 매년 책으로 집필하는 것이다.

제발, 환자들이 말하는, 강력하게 호소하는,
자신을 제발 좀 살려달라고 애원하는
환자의 말을 들어라.
결국 근육의 문제라는 것을 알게 될 것이다.

이 환자는 근막통이라는 진단을 받고 치료를 했음에도 불구하고, 증상이 개선이 되지 않았다고 한다. 그 이유가 무엇일까? 결국 굳어 있던 근육이 안 풀렸기 때문이다.
내가 환자를 처음 만져 봤을 때, 치료를 받았다고 하기에는 무리가 있을 정도로 근육이 딱딱하게 마르고 굳어 있었다.
이제부터는 자주 움직이고, 운동을 하시라고 권했다. 결국은 근육이 굳어 있고, 굳어 있는 근육이 안 풀려서 그런 것이니, 도수치료를 계속 받으시라고 권고해 드렸다. 그리고 가끔씩 시간 나시면 진주에 오시라는 말도 덧붙였다.

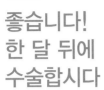

좋습니다!
한 달 뒤에
수술합시다

50세 여성분이 척추관협착증이 심해서 치료를 받던 중에 회복속도가 늦어서 그런지, 돈 많은 사장님이라서 그런지, 본인의 치료를 신뢰하지 못해서 그런지, 어느 날 대뜸 서울에 있는 대형병원에 다녀왔다고 하시면서 수술을 하겠다고 말씀하셨다.

이런 환자분들을 만나게 되면 짜증이 올라온다. 나는 최소 3개월 걸린다고 말씀을 드렸고, 치료해 나가는 동안 다리통증이 사라지면서 엉치나 허리쪽으로 통증이 올라와서 없어지게 될 것이라고 먼저 말씀을 드리고 최대한 열심히 치료를 하고 있었다. 게다가 조금씩 차도가 있음에도 불구하고 본인을 신뢰하지 못하고, 힘빠지는 소리를 하고 있으니 말이다.
처음 내원했을 때는 다리가 저리고 시려서 담요를 허리에 징
징 감고 내원을 하셨다. 얼굴에는 짜증이 한 가득이었다.

> "서울에서도 못 고치는 병을
> 네가 무슨 용빼는 재주가 있어서
> 내 아픈 몸을 치료하겠다는 것이냐?"

라는 투다. 사실 이런 분들 진주에서는 허다하게 볼 수 있다.
대한민국 좁은 땅덩어리에서 서울에서 할 수 있으면 진주에
서도 할 수 있는 것이지, 서울 사람이라고 별거 있나 해도 내
말은 듣지도 않는다.

처음에는 걸을 수가 없고, 운전도 하기 힘들어서 본원까지는
약 500미터 정도인 거리를 택시로 내원하신다고 하셨다. 그
러다가 어느 날은 걸어서 왔다고 하시면서 몇 번을 쉬었다가
걸어 오셨다고 하셨다. 그다음 어느 날엔 한 번도 쉬지 않고
오셨다고 하셨고, 이제는 본인의 자동차로 운전을 하고 오신
다고 하셨다.
새벽에 손님 준비를 하면서 야채와 고기 등을 장만해 놓고,

직원들에게 일을 시켜 놓고 급하게 나에게 치료를 받으러 다니시는데, 어느 날 서울에서 정밀검진을 받았는데, 담당의사가 하는 말이 척추가 하나가 아니라, 세 개가 무너졌으니 수술하지 않으면 안 된다고 해서 수술을 해야 하나 말아야 하나 걱정이라고 말씀을 하시는 게 아닌가.

엄연히 자신의 몸이 좋아지고 있고, 주위분들도 "그 참, 신기하네요."라면서 이야기를 했다고 하고, 정작 본인도 여러 사람을 소개해서 치료받게 하셨으면서 이 무슨 회괴망측한 말이란 말인가.
웬만했으면 필자도 "어머니, 정 그러시면 의사 말대로 수술을 하십시오." 라고 말씀드리고 내 알 바 아니라고 더 이상 말을 말았겠지만, 왠지 이분만큼은 반드시 내 손으로 직접 완치시켜야겠다는 오기가 발동했다.

"그러시면 어머니, 한 달 뒤에 수술합시다.
한 달 뒤에 수술한다고 다리가 아파서
앉은뱅이가 되는 것도 아니니,
딱 일주일에 3번씩 한 달 치료해 보고,
그때도 차도가 없으면 수술을 하시죠."

본인의 이런 강력한 만류에도 불구하고 미심쩍어 하면서 본인을 신뢰하지 않는 말을 계속 쏟아내고 있었다. 자신 스스로도 어떻게 해야 할지 결정을 내리지 못하는 혼란스러운 상황이었다.

이윽고 예약날짜가 되었다.
내 말을 믿을지 믿지 않을지, 확률은 50%였다. 내원하지 않는다면 그것으로 환자분과의 인연은 끝나는 것이다.
하지만 환자분은 약속시간에 맞춰서 내원을 하셨다. 그래서 내가 칭찬을 해 드렸다.

"하이고, 어머니, 잘 결정하셨습니다.
딱 한 달만 받아 보시고, 차도가 없으면
그때 수술을 하십시오.
그리고 수술환자의 80%가 재발하는 거 잘 아시죠?
그리고 서울까지 매번 어떻게 올라가실 겁니까?
잘하셨습니다. 제가 반드시 치료해 드릴게요."

그렇게 약속한 한 달이 지났다.
다리 시린 증상이 많이 해소되어 이제는 담요를 징징 감고 다니지 않아도 될 정도였다. 걸어 다녀도 다리가 아프지 않고, 앉았다가 일어날 때 꼬리뼈가 아픈 것도 사라졌고, 눈이 벌 겋게 충혈되어 있던 것과 두통도 사라졌다. 다만 아침에 일 어나면 허리가 아프고, 엉치가 아프다고 불편해하셨다. 그렇 게 수술을 하지 않은 채 6개월 정도를 계속 치료를 받았다.

언젠가 한번은 남편분이 너무 고마워한다면서 직원 전체 회 식을 한번 하러 오시라고 하셨다. 한 달에 한 번씩 회식을 하 는 터라 한번 가겠다고 했다. 소고기집을 운영한다고 해서 '얼마나 크겠나?'라는 생각으로 방문을 했는데, 하루 저녁에 들어차는 손님이 이루 말로 표현할 수 없을 지경이었다. 가 게 내부의 테이블 개수도 엄청난 걸 보면, 아마 진주에서는 가장 큰 소고기집이 아닐까 싶었다.

그 여자 사장님은 가게 입구에 마련된 대형 테이블 위에서 손 님들이 주문한 고기를 일일이 칼로 조리하고 있었다. 자그마 한 키에 이렇게 큰 가게를 운영하시는지 그 포부도 감동이었 지만, 서서 일하시는 내내 허리가 아프지 않다고 하시면서, 주위분들도 본인이 협착증으로 아파한 사실을 알기 때문에 수술 없이 완치된 자신의 모습을 보고 많이 놀란다는 말씀도 하셨다.

차트를 확인해 보니, 마지막 내원한 후 3개월이 지났다.

잘 지내시려나? 다음 달 회식은 소고기를 먹으러 가야겠다.

PART 3

나는
물리치료사다

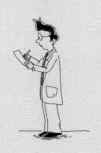

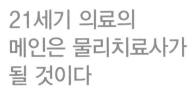

21세기 의료의
메인은 물리치료사가
될 것이다

이 무슨 도발적인 발언이란 말인가?

본인은 일반인들뿐만 아니라, 전문가들을 대상으로 건강강좌를 자주 여는 편이다. 강의만을 전문으로 하는 전문강사는 아니지만, 지역민들을 위한 무료봉사나 전문가들을 위한 심층교육을 1년 내내 한다. 강의를 할 때마다 내가 하는 말이 있다.

"21세기 의료의 메인은 도수치료가 될 것입니다.

현재 사용되고 있는 현대의학, 즉 주사나 약물,

심지어 수술은

도수치료를 보조하는 sub-medicine으로
전락할 것입니다. "

대부분은 왠 미친놈이 지껄이는 헛소리 정도로 여긴다. 하지
만 이러한 불신은 5분을 넘지 않는다.

물론 의료의 최고봉에 있는 의사가 아닌 일개 환자를 주물러
주는 물리치료사라는 사람이 이딴 소리를 지껄이고 있으니
100% 신뢰하지 않는다는 것도 안다. 필자가 이런 말을 하는
것이 미쳤거나 노이즈마케팅(?) 그도 아니면 고발당하려고 발
버둥 치는 것으로 보이는가?

나는 바보가 아니다. 그렇다고 헛소리도 아니며, 다년간 필
자의 임상경험에서 나온 확신에 찬 발언이다. 과연, 현대의
학이 환자를 완치시킬 수 있는 것이 무엇이 있나?

약? 주사? 수술?

대체 무엇이 환자의 고통을 제로로 만들 수 있으며, 완치시킬
수 있는가? 이러한 점에서 필자는 도수치료만이 환자의 통증
을 제로로 만들 수 있으며, 완치시킬 수 있다고 확신한다.

현대의학이 환자의 고통을 완치시키지 못하는 이유가 무엇

일까?

그것은 바로 환자가 호소하는 통증의 원인을 모르고 있기 때문이다.

환자의 몸에 나타나는 수많은 통증에 대한 병명과 증상은 수없이 많지만, 그 원인을 명확히 적시하고 있는 질환은 단 하나도 없다. 이것은 본인의 추론에 의한 것이 아니라, 의사들의 바이블이라고 할 수 있는 정형외과학에서 인정하고 있으며, 다음백과사전이나 위키백과사전 등 전 세계 사이트에서도 공히 인정하는 부분이다.

질환이 생기는 원인을 모르는데, 어떻게 치료가 될 것이며, 또 어떻게 완치를 시킬 수 있겠는가?

"봉사가 코끼리 만지는 격이
현대의학의 현주소이다."

현대의학은 증상을 완화시키는 수준이지, 절대 환자의 통증을 제로로 만들어서 완치를 시키지 못한다. 그렇게 할 수 있는 질환은 단 하나도 없다.

하지만 본인은 질환이 생기는 이유를 명확히 알고 있다. 적어도 본인의 전문분야인 신경근골격계 질환에 대해서만큼은 각 질환이 나타나는 원인을 명확히 알고 있다.

'원인과 결과', 이것은 자연과학이 추구하는 기본원리다. 원인을 모른 채 결과 부위에 백날천날 이런저런 치료를 해 본들 그 결과는 다시 나타나고 재발한다. 그 이유는 바로 원인을 치료하지 않기 때문이다.

신경근골격계 질환의 원인은 바로 근육이다.
앞장에서 그리고 앞서 출판된 두 권의 책에서도 필자가 강조한 부분이다.
근육이 풀리지 않으면 통증은 사라지지 않으며, 근육이 완벽하게 풀리지 않는 한 재발한다.
불변의 진리다.
과연, 무엇으로 뭉쳐있고 굳어있는 근육을 원래의 상태로 완벽하게 회복시킬 수 있는가?
약? 주사? 수술?
결국 물리치료사들이 하는 도수치료 뿐이라는 사실을 알게될 것이다.
의사로서 자존심이 상하겠지만, 이 엄연한 사실을 인정하고 받아들여야 한다.

그 때 비로소 의료계에서도 완치라는 단어를 사용할 수 있을 것이다.

물리치료가
뭔가요?

일반 국민들은 물리치료를 어떻게 바라보고 있을까?

필자가 항상 의구심을 갖는 질문이다.

설문조사를 해 보지 않았으니 정확하게 알 리가 만무하지만, 적어도 물리치료라고 하면 핫팩과 전기치료를 해 주는, 병원에서 근무하는 사람 정도로 인식하고 있지는 않은지 항상 걱정이다.

일반 국민들이 물리치료를 바라보는 이러한 낮은 수준의 인식은 과연 어디서 나온 것일까? 누가 뭐라 해도 물리치료사들의 책임일 수밖에 없다. 누굴 탓할 것이 아니라는 말이다. 물론 5만 명의 물리치료사를 대표하는 대한물리치료사협회와 전국 16개 시도협회가 대국민 홍보를 소홀히 한 점 또한 지적되어야 하겠지만, 이보다 더 중요한 것은 임상에서 환자를 치료하고 있는 물리치료사들의 책임으로 돌려야 할 것이다.

물리치료사는 다양한 분야에서 활동을 하고 있지만, 대다수의 물리치료사들은 모달리티 혹은 루틴이라고 알려져 있는 핫팩과 전기치료를 위주로 환자를 치료하고 있다는 데서 국민들의 머릿속에

"물리치료사는 핫팩과 전기치료를 해주는 사람"

정도로 인식된 것은 아닌지, 우리 스스로에게 되물어야 할 것이다.

이제 물리치료의 업무영역에 대해 말씀드리겠다.
물리치료는 60년에 가까운 역사를 갖고 있다. 한국전쟁 당시 서양의 학문인 물리치료가 국내에 도입 되었고, 지금 현재 전국에 48개의 4년제 대학과 39개의 3년제 대학, 그리고 31개 대학원 과정이 개설되어 운영되고 있다.

물리치료사는 3년 혹은 4년의 정규과정을 마치고 나면 국가 고시를 치르게 되고, 국가고시에 합격한 자에 한해서 보건복지부장관 명의의 면허증을 받게 된다. 이때부터 물리치료사로서 의료기관에 취직이 가능하다.

물리치료는 크게 두 개의 영역으로 구분할 수 있다.
첫 번째가 근골격계 물리치료이며, 두 번째가 신경계 물리치료이다. 이외에도 스포츠물리치료, 노인물리치료, 심폐물리치료 등 여러 가지로 세분화할 수 있지만, 크게 분류해 보면 앞서 언급한 두 가지, 즉, 근골격계 물리치료와 신경계 물리치료로 구분할 수 있다.

대학을 마치고 면허증을 받으면 자신이 관심 있어 하는 병원에 취직을 하게 된다. 즉, 근골격계 질환을 전문으로 하는 병원에 취직을 하느냐 혹은 신경계질환을 전문으로 하는 의료기관에 취직을 하느냐에 따라 자신의 전공분야가 나눠지게 된다.
근골격계 전문병원은 주로 정형외과와 신경외과 그리고 가정의학과와 재활의학과 등이며, 신경계 전문병원은 병원급 의료기관에 주로 해당되며, 재활의학과병원과 노인요양병원도 포함된다. 물론 병원 내에서도 전문분야가 같이 있기 때문에 딱히 구분하기가 쉽지는 않다.

먼저, 근골격계 물리치료에 대해 살펴보자. 근골격계 물리치료란, 근육과 뼈 그리고 말초신경 손상으로 인한 질병을 치료하는 것을 말한다. 대표적인 질환으로는 척추관협착증, 추간판탈출증, 근막통증증후군, 퇴행성관절염, 테니스엘보 등 근육과 힘줄 그리고 신경손상으로 인한 약 60여 개의 질환군이 여기에 해당된다. 물론 골절이나 파열, 수술 이후 통증 및 기능 회복을 목적으로 하는 치료도 포함된다.

이와는 달리 신경계 물리치료란, 중추신경계인 뇌와 척수손상을 당한 환자를 치료하고 재활을 돕는 치료를 말한다. 대표적인 질환으로는 중풍으로 인한 상하지 마비 환자와 척수손상으로 인한 양쪽 하지마비환자 그리고 뇌손상을 당한 소아가 해당된다. 이외에도 치매, 파킨슨, 근육병 등 후천성 뇌병변 질환자들의 재활도 포함된다.

의사는 대학졸업과 동시에 의사면허증을 취득한 후 바로 취직하지 않고 대부분은 전문의 자격증을 따기 위해 전공의 과정을 거치는 반면에, 물리치료사는 거의 100%가 그러한 전공의 과정 없이 바로 임상으로 나가게 된다. 그래서 물리치료사에게는 환자 치료에 필요한 다양한 기법들을 배우기 위해 여러 학회를 다니면서 테크닉을 전수받는 과정이 필요하다.

근골격계의 대표적인 테크닉이나 학회를 소개하면 마사지나 척추교정, 테이핑, 카이로프락틱, 근막이완술, 신경가동술, 운동처방, 근에너지기법, 심부마찰마사지법, 체성기법 등이 있으며, 이외에도 시리악스 기법, 정형도수치료, 칼텐본 테크닉, 올라그림즈비 테크닉, 멀리건 테크닉 등이 있다. 그리고 필자가 창시자인 근사슬이완술도 있다.

이러한 많은 치료기법들을 습득한 이후, 환자의 증상이나 진단명에 따라 적재적소에 효율적으로 적용을 하면서 치료를 해나가게 된다. 단 하나의 치료기법이나 단 하나의 학회강좌를 이수하는 것만으로는 환자가 호소하는 다양한 증상을 효과적으로 치료할 수 없기 때문에 위에 열거된 대부분의 치료기법들을 습득하여야 한다. 물론 치료테크닉을 전수받는 것에 앞서 질환에 대한 완벽한 이론적인 이해가 선행되어 있어야 테크닉에 대한 이해력도 좋아지고, 좀 더 빠르게 전문가가 될 수 있다.

신경계 물리치료 역시 대학에서 배운 실습만으로는 부족하기 때문에 고가의 돈과 많은 시간을 할애해서 학회교육을 이수해야만 환자를 치료할 수 있는데, 대표적인 치료기법으로는 고유수용성 신경근촉진법과 신경발달치료 그리고 소아에게 한정되어 적용되는 보이타 치료기법이 있다. 이들 치료기법을 습득하는 것은 쉽지 않기 때문에 교육비도 만만치 않으며, 이수기간 또한 상당히 길다.

물리치료사의 평균 연봉이 약 3천만 원 내외인 점을 감안하면 물리치료사들에게는 적지 않은 돈이 지불되어야만 전문가로서 활동할 수 있다. 이 길을 인내하지 않으면 앞서 언급한 모달리티, 즉 핫팩과 전기치료라고 하는 루틴치료만 하는 치료사가 되는 것이다.

졸업 이후 비교적 임상경험이 낮을 때 다양한 치료기법을 습득하지 않으면 나중에는 배우기가 참 어려운 것이 치료테크닉이다. 아무리 연차가 많고, 임상경험이 많아도, 실제로 물리치료사 손으로 환자를 치료하지 않는 한 전문가의 길에 들어설 수 없다.

하지만 손으로 치료를 하는 도수치료(manual therapy)라는 것이 생각만큼 쉽지가 않으니, 많은 물리치료사들이 도수치료를 포기하고 루틴으로 돌아가는 것이다.

도수치료를 포기하는 대표적인 이유가
힘들다는 점과 의료사고에 노출되어 있다는 점
그리고 급여의 차이가 없다는 점이 많은
물리치료사들이
도수치료를 포기하는 이유가 아닐까 싶다.

이러한 물리치료사가 많다 보니 일반 국민들은 물리치료사라고 하면 으레 핫팩과 전기치료를 해 주는 사람 정도로 여기는 것도 무리는 아닐 것이다. 물리치료를 바라보는 국민들의 인식이 이러하니, 물리치료사들의 염원인 독립개원은 요원할 수밖에 없다는 것이 본인의 생각이다.

물리치료사들이 개업하겠다고 하면 '핫팩과 전기치료만 하는 물리치료사들이 개업해서 뭘 하려고 저러나?' 할 텐데, 이처럼 국민적인 지지도 받지 못하고, 정치적인 힘도 없으니 맨날 신세한탄이나 하고 있는 것이 우리 물리치료사들의 슬픈 현실이다. 또 한편 이러한 현실을 받아들여야 하는 현실 또한 슬프기는 매한가지다.

일본뿐만 아니라, 독일 등 유럽 선진국에서는 이미 전기치료와 핫팩과 같은 모달리티 치료는 보험공단에서 급여를 지급하지 않는 추세에 있다. 따라서 임상에서도 이러한 루틴 치료는 사라지고 도수치료가 대체되어 있는 현실이다.

대한민국에서도 이러한 세계적인 추세를 따르고 있는데, 대표적으로 대부분의 병의원에서 도수치료라는 이름으로 비급여 치료를 하고 있다. 이에 맞춰서 도수치료를 배우려는 물리치료사들이 많아지면서 덩달아 학회 또한 바빠지고 있다. 단언컨대, 도수치료를 하지 못하는 물리치료사는 언젠가는 도태되고 말 것이다. 의료보험공단에서 루틴치료에 대해 급여지급을 하지 않는 날 말이다.

나 스스로 강좌를 개설해서 강의를 하는 입장이지만, 본인도 여전히 시간이 날 때마다 책을 보고, 학회강좌를 들으러 다닌다. 결국 새로운 지식을 습득하려고 하는 유연한 사고를 갖지 않으면 언젠가는 도태되고 말 것이라는 무거운 진실 앞에 스스로 겸손해진다.

물리치료학과에
편입하다

나는 처음에는 영어영문학과에 입학을 했다.

고등학교 때 전교부회장을 하면서 학생운동을 했고, 고등학교 3학년 때 학생시위를 주도한 대가로 2학기가 시작되면서 시작된 무기정학은 한 달 보름간이나 계속되었다. 퇴학을 시키겠다는 것이 학교 측의 방침이었지만, 여러 선생님의 도움으로 무기정학으로 결정이 났다. 가장 중요한 시기에 학교를 나가지 못하는 상황이 되어 버렸으니, 대학 진학에 대한 나의 꿈도 송두리째 날아가 버린 것이다. 어쩌면 내게 닥친 가장 큰 시련 중 최초의 시련이 아닌가 싶다.

결국, 아버지께서 원하셨던 대학을 포기하고, 지방대 영어

영문학과에 입학을 했다. 그리고 대학 재학 내내 학생운동을 하느라 늘 공부는 뒷전이었던 터라, 졸업을 하면 뭘 해야 할지에 대한 고민이 전혀 없이 그저 시간만 흘러가고 있었다.

그러던 중 4학년 여름방학 때 교육부에서 전국대학생 간부들을 대상으로 유럽연수를 보내 주는 기회가 왔다. '유럽의 상황을 한번 보고 정신 차리고 공부나 해라'는 교육부의 정신교육과 같은 것이었다. 고등학교 때도 이런 행사가 있었다. 당시에는 제 2땅굴을 견학했던 기억이 있다. '북한의 남침도발 상황을 눈으로 확인하고 제발 정신 차리고 공부나 해라'는 교육부의 정신교육과 같은 것이었다.

13개 단과대학 학생간부 중 1명씩과 총학생회와 총대의원회 간부만 갈 수 있었는데, 나는 고민하지 않고 내가 가겠노라고 했고, 그렇게 결정이 났다.

영국, 이탈리아, 프랑스를 돌아 러시아로 들어갔다.

당시 러시아는 치안이 불안했던 터라, 세 명씩 짝을 지어 돌아다니는 테마여행을 하지 못하고, 모두가 호텔에 머물러 있는 일정이었다. 한국으로 돌아오는 날 괌에서 K항공 비행기 추락사고가 발생했고, 러시아로 와야 할 비행기가 괌으로 지원을 간 탓에 1박을 더 했던 기억이 있다. 그때가 1997년이었지만, 아직도 내 기억 속에 생생하게 남아 있다. 그 이유는 나의 지도교수를 만나게 된 내 인생의 큰 전환점이었기 때문이다.

호텔에만 머물기에는 답답해서 당시 인솔교수였던 지금의 나의 지도교수님의 방을 노크했다.
"교수님, 밖에 나가서 저와 술이나 한잔 하시죠?"
이런 나의 제안에 다른 단과대 학생회장 몇 명과 함께 호텔 근처 개선문이 있는 곳으로 산책을 나갔고, 숙소로 돌아오는 길에 양고기를 파는 포장마차에 들렀다. 여러 이야기가 오가던 중에 아직도 내가 잊지 못하는 말이 있다.

"교수님, 저는 현재 무엇을 해야 할지 잘 모르겠습니다. 다른 친구들은 공무원 시험을 준비하기도 하고, 은행이나 다른 직장을 구하기 위해 노력하는데, 전 뭘 해야 할지 모르겠습니다."
사실 그랬다. 내가 대학을 들어가던 시절에는 지방 사립대였지만, 영문학과 학생이 공무원시험을 준비한다고 하면 선배들이 나무라던 시절이었다. 하지만 내가 군대를 마치고 복학을 했을 때, 세상은 이미 많은 것이 바뀌어 있었다. 대학 내에

'공무원시험 준비반'이라는 플래카드가 붙어 있었던 것이다. 그래도 영문학과 재학생인 나와는 상관없는 일이라 여겼다.

그리고 3년 뒤에 IMF 사태가 터졌으니, 그 전부터 전조증상이 있었던 것이었으리라. 세상이 바뀌고 있다는 것을 전혀 눈치 채지 못한 나는 여전히 학생운동을 하느라 정신없이 보내고 있었고, 어느새 4학년이 되어 버린 것이었다. 같이 놀던 친구들은 이미 중앙도서관이 놀이터가 되어 있었지만, 유독 나는 사태파악을 못하고 있는 상황이었다.

방학이 되어 집에 오면 아버지께서는 내 방 책상 위에 공무원시험 안내 광고지를 한 묶음씩 모아서 올려놓으셨고, 늘 공무원이 되라고 말씀하셨다. 하지만 나는 죽어도 공무원은 싫다고 했다. 왠지 모르지만, 답답한 공간에 앉아서 사무를 보는 공무원의 모습은 활동적인 나와는 맞지 않는 느낌이었다. 마땅히 뭘 해야 할지도 몰랐지만, 적어도 공무원을 하지 않겠다는 생각에는 변함이 없었다. 그래서 공부를 더 해야겠다는 생각에 대학원을 준비하고 있었다.
그러던 중에 유럽연수를 떠나게 되었고, 그때 내 인생을 통째로 바꿔 버린 지도교수님을 만나게 된 것이다.

"물리치료학과에 편입하세요."

나의 고민을 진지하게 듣던 교수님께서 나에게 조언한 말이었다.
당시에, 난 물리치료학과가 있는지도 몰랐다. 그도 그럴 것이 영문학과와 물리치료학과는 한 대학교 안에 있기는 했지만 캠퍼스가 달랐기 때문에 물리치료학과 학생들을 만날 기회도 없었고, 물리치료학과에 대해서는 들어 보지 못해 어떤 학문을 배우는지, 졸업하면 어떤 일을 하는지조차도 모르는 상태였다.

하지만 왠지 모를 묘한 끌림이 있었다. 물리치료사가 되고 싶었다.
마음의 결정을 내리고, 진주로 왔다. 부모님께 나의 결정을 말씀드렸지만, 이해를 못하셨다. "대학교를 졸업했는데, 왜 또 대학교를 가느냐?"라는 것이다.
당연했다. 나조차도 편입이라는 제도가 있는지 몰랐으니 말이다. 대학원을 가는 게 아니라 다시 대학교를 간다는데, 어느 부모가 이해를 하실까?

어쨌거나 저쨌거나 나는 다시 대학을 다니게 되었다.

물리치료학과 3학년 편입생.

수업을 듣는데 도통 무엇을 말하고 있는지 모르겠다. 인문학을 했던 나는 문장에 대한 이해를 바탕으로 토론이 전개되는 수업을 해 왔는데, 물리치료학과는 교수님께서 장황하게 설명 하면서 칠판에 한가득 판서를 하시고, 학생들은 앵무새처럼 따라 읽고 외우면서 공부를 하는 것이었다. 내용이 이해되지 않는 상황에서 무조건 외우는 수업방식이 인문학을 했던 나에게는 생소함을 넘어 도저히 받아들일 수 없는 지경이었다.

그리고 내가 비록 학생운동을 하느라 영문학과에서 공부를 등한시했다고는 하지만, 그래도 고등학교 때부터 영어만큼은 자신 있어 했던 놈인데, 의학용어를 보는 순간 영어 같기도 하고, 영어 같지 않기도 한 단어들이 태반이었다. 마치, 14세기 셰익스피어 작품을 읽는 것 같기도 하고, 흑인영어인 것 같기도 했다.

의학용어를 발음하는 교수나 학생들도 영어식 발음이 아니라, 단어 그대로 읽고 있었다. 희한했다. 그런데 그 이유를 알기까지는 그리 오랜 시간이 걸리지 않았다. 바로 라틴식 발음이었던 것이다.

물리치료학과 수업에 조금씩 적응을 하기 시작했고, 차츰 공부에 취미가 생기기 시작했다. 나의 놀이터는 이미 중앙도서관이 되어 있었다. 내가 영문학과에 다닐 때 내 친구들의 놀이터였던 중앙도서관 말이다.

그리고 2년 뒤, 나는 물리치료사가 되었다.
나의 지난 삶을 되돌아보면, 지도교수를 만났다는 것이 내 인생의 가장 큰 전환점이 되었다는 것만은 확실하다.
이제는 더 이상 뵐 수 없는 나의 지도교수님,
박 · 래 · 준.
그 이름을 불러 본다. 가슴 정중앙이 아려 온다.

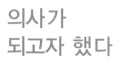

의사가
되고자 했다

나는 16년 전, 그러니까 2000년도에 임상에 나왔다.
물리치료사로 진주에 있는 S병원에 근무하면서 대학원을 다니고 있었다.
어느 봄날 토요일 오후, 모두가 퇴근하고 돌아간 포근한 봄날. 화장실에 앉아서 노래를 흥얼거린다.

"나이 서른에 우린 무엇을 하게 될까?
어떤 모습 어떤 얼굴로 서 있을까?"

눈물이 흐른다.

하염없이 계속 흐른다.

내가 고등학교 때 이 노래를 부를 때는 내 나이가 서른이 되면 어느 정도 안정적인 삶을 살고 있을 것이라고 생각했다. 하지만 당시 서른이 된 나는 아무것도 해 놓은 것이 없었고, 이제 막 시작하는 단계였다. 그러한 내 인생이 서글펐던 나는 노래를 부르면서 주체할 수 없는 눈물을 하염없이 흘려야 했다.

나는 그때 다짐했다.

"내 나이 마흔이 되는 날에는 울지 않으리라."

그런데 세상살이라는 것이 참 희한하다.

내 나이 마흔에 나는 학교에서 쫓겨나는 시련을 겪었다. 세상은 돌고 돈다지만, 내 인생은 왜 이토록 시련이 겹치는 것인지…….

지금도 그렇지만, 당시에 의사와 물리치료사인 나의 급여는 약 10배 가까이 차이가 났다. 당시에 10배의 임금 차이는 나에게 큰 충격이었다. 사람 사이에서 보이지 않는 계급 간의 차이가 발생하는 현실을 받아들일 수가 없었다.

고통이었다. 의사들이 물리치료사인 나를 얼마나 하찮게 볼지, 무너지는 자존심을 어찌할 수가 없었다. 나는 결국 의대를 가기로 결심했다.

이미 한번 편입을 했던 내가, 또 다시 편입을 한다는 것이 쉽지만은 않았다. 한 번의 서자를 겪었는데, 또다시 서자의 설움을 안고 살아야 한다고 생각하니 고통이 밀려왔다(편입생들을 비꼬는 말로 '서자'라는 표현을 더러 한다. 나와 타인을 신분이나 돈으로 계급화하여 구분하려는 인간의 본능과 같은 것이다).

편입준비를 시작했다.

편입을 하는 데 TEPS 시험 점수가 필요했다. 의대 편입시험의 기본조건이었다. 이미 영문학과를 다닐 때 받아 본 토익 성적이 있기 때문에 TEPS 점수는 그리 문제가 되지 않았다. 당시에는 창원대학교에서 시험을 쳤기 때문에 일요일 창원대에 시험을 치러 다녔다.

하지만, 포기 아닌 포기가 되고 말았다. 석사논문을 준비해야 했기 때문이었다. 석사학위논문을 준비하면서 의대편입 시험 준비는 자연스레 잊혀져 버렸다.

박사학위 1학기차에 대학교수로 임용되었기 때문에 교수직을 포기하고 더 이상 의대를 준비할 처지가 아니었다. 그렇게 나는 교수가 되었고, 나이 마흔 다섯이 되어 버렸다.

지금도 의대편입에 대해서는 마음이 오락가락한다.

의료 권력을 독식하고 있는 의사그룹에 편입이 되어야만 나의 치료기술을 '의술'이라는 이름으로 세상에 펼칠 수 있을 것이고, 당연히 물리치료가 이야기하는 것보다 더 파급력이 클 것이기 때문이다.

아직도 의대를 가지 않은 것이 후회가 되기도 하고, 지금의 삶에 최선을 다하려고 하는 두 가지 마음이 공존하고 있는 것이 사실이다. 해결되지 않는 이 마음이 언제쯤이면 공고해질는지…….

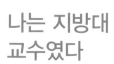

나는 지방대
교수였다

작년 10월에 '대전북포럼'이라는 인터넷방송에 초청되어 내가
집필한 두 번째 책에 대해서 방송을 한 적이 있다. 관심 있는
독자는 유튜브에서 검색해서 시청하기 바란다.
당시 한 패널이 나에게 던진 질문이 생각난다.

"교수로서의 삶과 지금
현재 물리치료사로서의 삶 중
어느 것이 더 가치가 있나?"

나는 대단한 석학도 아니었고, 유명 메이저급의 대학교수도 아니어서, 내가 가졌던 교수라는 타이틀이 일반인들에게 어떻게 비춰질지 걱정이다.

메이저급 교수님들은 지잡대(?) 교수가 무슨 교수냐고 힐난할지도 모르겠다. 그 모습이 눈에 선하다.

그러던 어느 날.

이런저런 뉴스를 읽던 중 다음에서 운영하는 뉴스펀딩에 "나는 지방대 시간강사다"라는 제목이 눈에 들어온다.

어려운 결정을 했고, 새로운 인생이지만, 힘든 길을 가는 그분께 멀리서나마 위로의 말을 전하고 싶다. 다 잘될 것이라고, 에너지를 한쪽으로 모으면 원하는 일은 반드시 이루어질 거라는, 추상적이지만 진실인 말로 위로를 드린다.

그 기사를 읽으면서 나의 교수생활을 이야기해 보기로 했다. 그래서 지난 시간을 한번 되돌아보았다. 대학원 박사 1학기 차에 경북 영주에 있는 전문대학에서 초빙교수로 임용되면서 나의 교수생활은 시작되었다. 그리고 을지의대 대학원 교수를 거쳐서 고향인 진주에 있는 한국국제대를 마지막으로 사직을 하였다. 내가 겪은 아니, 지나온 교수생활을 회고해 보면 다음과 같다.

매일 무한 반복되는 일상.

강의 준비, 학생 지도, 논문, 저역서 작업, 국내외 학술대회 참가 등등. 게다가 뭔 놈의 행정업무는 또 그렇게 많은지……. 학과발전방안, 10년 계획, 교육부 과제, 수시모집과 정시모집까지 이어지는 입시홍보, 매년 실시하는 실적검사와 승진심사 등.

교수가 되기 전에는 열심히 하면 박사도 되고, 교수도 되고, 많은 돈도 벌고, 사회적인 위치도 얻을 줄 알았다. 하지만 살림살이에는 별다른 도움이 되지 않는다는 사실을 깨닫게 되었다. 수십 편의 논문을 투고했고, 수십 편의 책을 출판했고, 수백 권의 책을 달달 외우고 있어도 그것이 살림살이에 별다른 도움이 되지 않는 현실에 자괴감이 들기 시작했다.

내가 발버둥을 치면 칠수록 계속 가난해졌다. 논문 한 편을 투고하는데, 국내는 약 30~50만원, 국제저널은 최소 200만원 정도가 소요된다. 국내외 학술대회에 참가해서 내 논문을 발표하는데도 참가비를 포함한 모든 경비는 발표자인 나의 몫이다. 내가 한 해에 서너 편의 논문을 투고했으니, 내가 발버둥을 치면 칠수록 가난해질 수밖에 없었던 것이다. 9급 공무원으로 시작한 내 아내보다 급여가 적었으니…….

당시에 난 레조를 10년간 타고 다녔다.

10년 전에 결혼할 때 부모님께서 36개월 할부로 사 주신 것이었다. 돈이 있어야 차를 바꾸지, 매번 고장 나는 가스차가 정말 지겨웠다. 대부분의 교수들이 이 정도의 수준이다. 아니, 적어도 나의 교수생활은 이랬다.

'무늬만 교수'라는 말이 있다. 넥타이 매고, 양복을 입고는 다니는데, 호주머니는 늘 비어 있고, 외풍이 들어오는 빌라에 살고, 자동차는 10년 된 똥차를 끌고 다닌다. 그러면서도 교수라는 이름이다.

그런 생각이 계속되던 어느 날.
교수도 하나의 직업일 뿐이라는 자괴감이 들기 시작했다.
조금씩 교수라는 직업에 대한 매력이 사라지기 시작한 것이었다.
그 즈음, 내 연구실 벽면에 "나의 선언서(My Declare)"를 붙였다.

"나는 내 나이가 55세가 되는 날,
대학을 사직할 것이다.
그리고 새로운 항해를 시작할 것이다."

말이 씨가 되었던 것일까?

그 꿈이 조금 빨리 시작되었을 뿐, 전혀 후회하지 않는다.

주위에서 다시 학교로 돌아가라고 하지만, 내 의지대로 되는 것도 아니고, 더 이상 과거로 돌아가고 싶은 생각도 없다.

교수님들을 만나면 하는 이야기들의 주제는 항상 푸념이다. 신분에 대한 것들과 같은 신변잡기들뿐이다. 학자로서 학문을 논하고, 연구의 패러다임에 관한 것이나, 물리치료의 미래와 같은 미래전망에 대한 이야기는 하지 않는 교수사회. 특히, 정치·사회적인 이슈에 대해 침묵하는 그들. 그래서 나는 교수님들을 만날 때마다 학교로 돌아가고 싶은 마음이 사라진다.

'선생 똥은 개도 안 먹는다'는 말이 있다.

짜다는 말이다. 쓸 돈이 없으니 짠돌이가 되지 않고는 배길 장사가 없다.

난 이게 싫었다. 돈이 없다는 것보다, 내 노동력의 가치를 제대로 평가받지 못하고 있는 현실이 싫었다.

아내는 맨날 돈 없다고 투정이다. 그렇다고 별다른 방법이 없었다.

"돈 못 버는 교수 만난 당신 팔자라 생각하세요."

라는 말만 앵무새처럼 되뇔 뿐.

항상 구박덩어리였다. 적어도 교수였을 때는.

그렇다고, 사직을 하고 사업을 한다고 해도 그게 어디 쉬운 일인가 말이다. 배운 것이 이론적인 지식뿐인데…….

하지만 세상은 또 희한하게도 교수들의 연구결과를 기반으로 해서 움직이고 있다는 사실을 발견하게 되었다. 연구한 교수들이 세상을 바꾸는 것이 아니라, 연구결과를 임상가들이 받아 안고 현실에서 구현하면서 돌아가는 세상의 바퀴를 발견하게 된 것이다.

이건 뭐지?

어쨌거나 난 싫다.

왔던 길을 되돌아가지는 않을 것이다.

생각해 보면 지난 10년의 세월.

가슴 한켠이 짠해 온다.

힘들었다고 말하고 싶다.

예정보다 일찍 학교를 나오게 되었지만, 전화위복의 계기가 되었다. 나에게 큰 시련을 안겨 준 재단이사장과 내부 교수들이 이제는 고맙게 느껴진다. 세월이 그만큼 흐른 탓이겠지.

난 오늘도 새로운 항해를 하고 있다.

10년 뒤, 20년 뒤, 나의 모습이, 내 스스로 기대되고 설렌다.

나는 나 스스로를 믿으며, 언제나 내가 바라던 목표를 이루어 왔으며, 앞으로도 그러하리라. 나의 모습이 어떻게 변해 갈지 자못 기대가 된다.

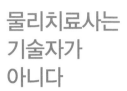

물리치료사는
기술자가
아니다

물리치료사에게 요구되는 것 가운데 이론적인 지식과 임상경험, 둘 중에 어느 것이 더 중요할까?

물론 최상의 조건은 많은 이론적인 지식과 함께 임상경험이 많은 전문가가 최고의 전문가일 것이다.

한때 본인이 대학에서 교수로 재직할 당시에 임상 선생님들을 만나 보면 한결같이 하는 말씀이 있었다.

"제발 좀 학생들 잘 가르쳐라.
물리치료사가 졸업해서 임상에 나오면
환자를 치료를 하지 못한다.

제발 좀 신졸이 환자를 치료할 수 있게
교육을 시켜라."

이 무슨 해괴망측한 망발이란 말인가?
이런 이야기를 들을 때마다 본인의 대답은 한결같았다.

"대학은 학문을 가르치는 곳이지,
기술을 가르치는 학원이 아니다."

물론 나의 이런 표현이 임상가들에게 거북하게 들렸을 것
이다.
하지만 국가자격증이나 면허증을 발급하는 교육기관에서,
이론이 아닌 기술 위주의 수업을 하는 곳이 있을까?
물리치료사는 국가고시에 합격해서 면허증을 처음 받아들고
병원에 취직을 하면 치료테크닉은 환자를 치료해 보면서 차
츰 내공이 쌓여 가는 것이지, 3년 혹은 4년의 교육과정을 통
해 제품 만들듯이 만들어져서 고객들의 손에서 아무런 하자
없이 작동되는 자동차나 스마트폰이 아니다.
물론 지금은 졸업하기 전 한 학기나 두 학기 동안 전국의 병
원에 실습을 나가기도 하고, 수업시간도 이론보다는 실습수

업을 많이 늘려 놓은 상태이다. 그래도 노련해질 정도의 임상경험을 쌓을 만큼은 아니다.

학생들에게 요구되는 것은 환자 치료에 대한 테크닉이 아니라, 질병이 왜 생기는지에 대한 메커니즘과 치료 원리에 대해 학습하고 그 이론을 익히는 것이며, 그와 같은 과정이 바로 대학과정이라는 것이 필자의 견해이다.

취업 위주와 국가고시 위주로 수업을 하는 교수방식은 늘 내가 가진 불만 중에 하나였다. 대학은 전문가를 교육시키는 교육기관이지, 기술자를 만드는 학원이 아니기 때문이다.

대학에서 최신 이론을 가르쳐서 우수한 인재들을 임상으로 내보내면 임상경험을 잘 쌓아서 더 나은 전문가로 만드는 것은 물리치료사 개인의 노력과 함께 임상에서 해야 할 역할인 것이지, 결코 대학의 역할은 아니라는 것이 필자의 생각이다.

가령, 이렇게 한번 생각해 보자.

이론적인 지식이 많은 우수한 두뇌를 가진 물리치료사와 각종 다양한 치료테크닉을 배운 물리치료사 두 명이 똑같이 면허증을 받고 임상에 나갔다고 생각해 보자.

이 둘 중 발전 속도는 과연 누가 더 빠를까?

처음에는 테크닉이 많은 치료사의 발전 속도가 더 빠를 것이다. 하지만 얼마 지나지 않아 그 속도는 반감될 것이며, 이론적인 지식이 많은 치료사가 더 우수한 임상결과를 내게 된다. 현재, 대부분의 물리치료사들은 치료가 되지 않거나 스스로 매너리즘에 빠지면 책을 찾아서 공부를 하는 것이 아니라, 새로운 테크닉을 배우기 위해 전국을 다니는 모습을 쉽게 볼 수 있다. 그러나 결국 그 테크닉 또한 생명이 다하게 되고, 하나의 테크닉만으로는 환자를 치료하는 데 한계에 봉착하게 된다. 결국 모든 답은 어쩌면 책에 있을지도 모를 일이다.

치료 테크닉은 환자를 치료하는 하나의 도구 혹은 수단일 뿐이지, 그 도구나 수단을 적절한 상황에 맞게 적용해서 구사하기 위해서는 그 무엇보다 이론적인 지식이 중요하다는 점은 백번을 강조해도 지나치지 않는다.

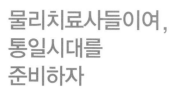

물리치료사들이여, 통일시대를 준비하자

필자가 대학을 다니던 시절이 생각난다.

매년 학과에서 가을축제를 했다. 이름하여 "물치인의 밤" 행사다.

그 행사 중 하나가 졸업한 선배들을 초청해서 강연을 듣는 것이었다. 임상을 그만두고 5급 행정고시를 준비하고 있다는 선배님과 미국에서 유학 중인 선배님 두 분이 동시에 초청되었다.

두 분의 강연을 듣고 나서 질문타임이 찾아오자, 나는 손을 번쩍 들었다. 그때 필자가 했던 질문이다.

"선배님, 선배님께서는 현재 미국에서 유학 중이시기 때문에 조금은 유사한 질문이 되지 않을까 싶어서 질문을 드립니다."
"네, 해 보세요."

"선배님, 저는 물리치료사로서
통일 이후 북한에 가서 무엇을 또는
어떤 것을 할 수 있을지가 늘 고민입니다.
그런 점에서 혹시 동서독 통일 이후에
서독의 물리치료사들이 동독에 가서
어떻게 생활하는지가 궁금합니다."

"……."

김대중, 노무현 대통령 10년 동안 남북교류가 많이 활성화되었다. 그 10년 동안 퍼주기식 논란도 많았고, 정치적으로 곡해되는 부분도 많았다. 그리고 이명박, 박근혜 정권 10년 동안 남북교류는 딱 10년 전으로 회귀되었다고 해도 과언이 아니다.

당시에는 개성공단을 필두로 한 경제교류뿐만 아니라, 학계 교류도 활성화되었던 시절이었다.

남한의 병원에서는 북한에 의료시설을 지원하기도 했고, 재활분야 또한 서로 왕래하면서 서로 간에 도움이 될 만한 것들을 찾아가던 시절이었다.

그 예로, 필자의 지도교수님 또한 통일부의 요청으로 평양을 다녀오셨다. 그때의 떨림은 아직도 잊지를 못한다. 내가 98년도에 던졌던 질문이 현실이 되려고 하였으니, 그 심장 떨림은 이루 말할 수 없었으며, 이미 나의 목소리는 떨리고 있었다.

아마 통일을 생각해 보지 않은 사람은 나의 이런 가슴 떨림을 이해하지 못할 것이다.

요즘도 "통일 이후 나는 평양에 가서 대학을 설립할 것이다." 라고 하면 많은 이들은 우스갯소리 정도로 치부를 하거나 농담으로 받아들이는데, 당시에는 어쩌면 파격적인 질문일지도 모를 것이다.

한 예로, 중국의 개방 이후 재활분야 또한 많은 변화가 있었다. 등소평의 아들인 등푸팡은 척수손상을 당한 것으로 알고 있다. 이분은 한국이 아닌 일본에서 재활을 받았고, 다시 중국으로 돌아가서 중국 전체에 일본식 재활시스템을 구축하게 된다. 이 일로 장애인 인권상을 받았다.

덩샤오핑 아들 덩푸팡 880만 명 재활훈련 등 공로 유엔 장애인인권상 받아

중국 개방정책의 지도자 덩샤오핑의 아들 덩푸팡(59)이 유엔 장애인 인권상을 받았다.

〈사우스차이나 모닝포스트〉는 18일 "덩샤오핑의 아들 덩푸팡이 유엔에서 장애인들을 위한 공로로 유엔이 수여하는 장애인 인권상을 받았다"고 보도했다. 덩샤오핑의 아들로 24살부터 휠체어에 의존해 온 덩은 그간 '아버지의 후광'을 업고 장애인들을 위해 활발한 활동을 벌여 왔다.

그는 "인도주의는 평등과 자유로 대표되는 사랑을 포함한다"며 "인도주의를 법과 규정으로 확대할 경우 그것이 바로 인권"이라고 밝혔다. 유엔은 덩이 "중국에서 장애인 권리를 위해 지칠 줄 모르는 노력을 했다"면서 "이는 중국 국민들이 인권을 위해 노력 중이라는 사실을 보여 주는 것"이라고 밝혔다.

덩은 1980년대에 6천만명에 달하는 장애인 재활센터를 시작한 뒤, 88년 중국장애인재단(CDPF)을 설립했다. 이어 그는 장애인들의 권리를 위해 첫 법률 제정을 추진해 91년부터 장애인들의 교육·취업·의료 방면의 권리 보장을 지원했다. 그의 노력으로 83년 이후 880만 명이 재활훈련을 받았고, 장애 어린이들의 취학률도 5% 미만에서 74%로 높아졌다. 또 특수 훈련학교도 500개에서 1,600개로 늘었다.

그는 "중국 내 6천만 명의 장애인 중 600만 명이 충분한 음식과 옷을 공급받지 못하고 있다"면서 "적어도 1천만 명이 빈곤층이어서 더 많은 일자리 제공이 절실하다"고 말했다.

　－〈한겨레〉하성봉 기자(sbha@hani.co.kr), 2003. 12. 19.

중국 개방 시 한국의 물리치료사나 대한물리치료사협회는 내일이 아니라고 뒷짐 지고 있을 때 일본물리치료사들과 일본물리치료사협회는 발 빠르게 움직였던 것이고, 그 결과 중국 내 의료시스템, 적어도 재활시스템은 일본의 것이 이식되어 있는 상황이다.

이제 통일이 남아 있다.
여전히 일본은 북한 물리치료에 대해 관심이 많고, 많은 투자를 하고 있는 것으로 알고 있다. 하지만 통일 이후 말이 통하고, 정서가 통하는 남한의 물리치료사들이 북한에 들어가는 것이 가장 좋지 않을까? 얼마 전에 끝난 20대 대한물리치료사협회장 당선인의 선거공약에 '통일시대를 준비하겠다'는 공약을 본 적이 있다. 한번 지켜볼 일이다.

통일,
이제 더 이상 먼 나라 이야기가 아니다.
통일은 한순간 벼락같이 찾아오지 않는다.
적어도 남과 북의 통일은 더더욱 그렇다.

남과 북이 서로 교류하고 소통하는 속에 자연스럽게 진행되는 과정 속에 있는 것이지, 북한정권의 몰락이나 군사력을 앞세운 전쟁을 통한 통일은 불가능하다는 것은 생각이 있는 대한민국 국민들이라면 누구나 다 알고 있다. 다만, 모르려고 애쓰는 정치인 몇몇이 있을 뿐.

통일대박?

제발 헛소리 집어치우고, 지금 당장 민간교류를 개방하기를 기대해 본다.

그리고 그때 대한민국의 물리치료사들 또한 함께 움직이기를 바란다.

한의사와 물리치료사의
상생 방안을 고민하라

 오는 12월 열리는 대한물리치료사협회(물치협)
회장선거에서 '한의원 내 물리치료사의 합법적
근무방안'이 주요 쟁점이 되고 있는 것과 관련,
대한한의사협회(한의협)가 언제든 논의해 볼 사항이라는 입장을
밝혔다.

현재 물치협은 12월 5일 30대 회장선거를 앞두고 각 후보들이
선거운동을 벌이고 있는데, 후보들의 선거 공약 중 한의원
안에 물리치료사가 합법적으로 근무할 수 있도록 하는 방안을
추진하자는 주장이 포함된 것으로 알려졌다.

한의협은 27일 논평을 통해 "물치협과 함께 국민의 건강을
증진하고 진료 편의성을 높이는 방향에서 언제든 긍정적으로
논의할 준비가 되어 있다"고 밝혔다.

한의협은 "최근 물치협 내부에 한의원 내 물리치료사 근무

방안을 모색하자는 목소리가 있다는 사실을 알고 있다"며 "물리치료사협회 차원에서 이 문제에 대한 논의 제안이 온다면 국민의 편익을 위해 긍정적으로 진정성 있게 논의에 임할 것"이라고 강조했다.

그러면서 "한의원 내 물리치료사 근무는 한의진료서비스 제고뿐 아니라 일자리 창출 등 한의사와 물리치료사가 함께 대한민국 진료와 창조경제에 기여할 수 있는 부분으로서 큰 의미를 가지고 있다"고 전했다.

– 〈헬스코리아뉴스〉 이우진 기자, 2015. 11. 27.

물리치료사는 의료기사법에는 다음과 같은 조항이 명시되어 있다.

"의사 또는 치과의사의 지도하에 진료 또는
의화학적 검사에 종사하는
의료기사의 자격, 면허 등에 관하여
필요한 사항을 정함으로써 국민의 보건 및 의료 향상에
이바지함을 목적으로 한다(의료기사법 제1조)."

"물리치료사는 온열치료, 전기치료, 광선치료,
수치료, 기계 및 기구치료, 마사지, 기능훈련,

교정운동 및 재활훈련에 필요한 기기, 약품의 사용, 관리, 기타 물리요법적 업무에 종사한다 (시행령 제2조 1항 3호)."

몇 해 전부터 한의계가 물리치료사의 지도권을 갖기를 원했지만, 물리치료계는 독립개원이 목표인데 의사에 추가해서 한의사에게까지 지도권을 주는 것은 시어머니를 '두 명을 두는 처사'라면서 한사코 반대해 왔다. 하지만 물리치료도 의사들의 지속적인 반대 속에 독립개원만을 고집할 수 없는 상황이고, 한의계도 대중들의 관심에서 자꾸 멀어지고 있는 터라 서로 간에 상충되는 상황이 되어 버렸다.

작년 12월 대한물리치료사협회장 선거에서도 거론된 것이 한의계와의 협력 방안이었고, 한의계 또한 긍정적으로 만날 것이라고 하는 보도자료를 낸 상황이다.
만약, 물리치료계와 한의계가 만난다면 어떤 조합이 가장 좋을까?

필자는 2009년에 중앙회에서 정책자료집(한방물리치료에 관한 적정성 연구)을 발간한 장본인이다. 그때 강조된 부분 중에 하나가 '물리치료사의 행위료'에 관한 것이었다.

현재 물리치료사는 의사에게 고용되어 병의원에서 근무를 하는 노동자의 신분이다. 물리치료사가 환자에게 물리치료를 실시하면 일정 금액을 의료보험공단에서 지급한다. 하지만 이 지원금은 물리치료사가 근무를 하지 않을 경우에는 지급하지 아니하며, 만약 물리치료사가 아닌 자가 치료를 하고 그 행위료를 청구하면 부당청구에 해당하여 과태료 혹은 환급대상이 되는 불법의료행위가 되는 것이다. 그렇다면 물리치료사가 행한 행위료는 누구에게 지급되어야 하는 것일까? 당연히 물리치료사에게 지급이 되어야 마땅하다.

하지만 현재 의료체계는 일정한 금액을 급여나 연봉으로 일괄적으로 책정한 상태에서 급여가 지급되고 있는 상황이다. 만약 물리치료 행위료가 물리치료사에게 고스란히 지급된다면 물리치료사들의 처우는 지금보다는 훨씬 나아질 것이다.

한의계와 협력방안을 모색하고자 한다면 한의사의 지도감독을 받는 신분이 되는 것이 아니라, 물리치료사가 한의원에 근무를 하지만 한의사의 처방 혹은 의뢰를 받아서 환자에게 물리치료를 제공하도록 함과 동시에 의료보험공단에서 지급되는 물리치료에 대한 수가는 전적으로 물리치료사에게 지급되는 방식으로의 협력 혹은 협상이 이루어져야 할 것이다.
"과연, 이 안을 한의계가 받아들일까?" 하는 의구심을 가질
수도 있지만, 이것이야 말로 서로 상생하는 윈윈전략이라는
것이 나의 견해이다.

현재 한의계는 위기상태다. 물론 몇몇 체인점을 운영하는 한
의원이나 오랜 역사를 갖고 있는 한의원은 그 명맥을 유지할
수 있지만, 매년 800여 명의 한의사가 배출되고 있고, 대학
병원이나 병원급 한방병원이 없는 상황에서 신졸 한의사들은
'울며 겨자 먹기' 식으로 개원을 하고 있으며, 개원의 절반 정
도는 폐업을 하는 상황이다.

이 지경이 된 것은 한의학의 대국민 인지도 하락, 한의사의
과잉 배출, 한의사의 취업경로 부족 등 여러 가지 원인이 있
겠지만, 결국 치료의 질적인 문제를 짚어 봐야 할 것이다. 문
제는 항상 내부에 있고, 해결책 또한 내부에서 찾아야 한다.
치료가 안 되기 때문에 고객인 환자들이 발길을 돌리는 것이
다. 한의사 혼자 할 수 없다면 주변의 의료전문가들과 협업
을 통해 돌파구를 마련할 수 있을 것이다. 그 전문가는 바로
물리치료사다.

이 시점에서 물리치료계와 손을 잡는다면 서로 상생이 가능하다는 것이 필자의 생각이다.

물리치료사가 한의원에 근무를 하게 되면 내원 환자 수는 당연히 증가하게 되어 있다. 내원하는 환자의 수가 증가하는 만큼 한의사는 진료 인원이 많아지니 당연히 청구금액이 증가할 것이며, 한약과 약침 그리고 추나 등 다양한 진료수익이 동반상승하게 될 것이다. 물리치료사는 자신이 치료한 환자에 대한 진료수가를 지급받기 때문에 지금보다는 더 나은 급여를 받게 될 것이다.

그리고 얼마 전에 한의원에서 하는 추나교정과 약침에 대해 2018년부터 보험급여를 지급한다는 뉴스가 보도되었다. 말이 좋아 추나교정이지, 한의사가 직접 침구실에서 치료를 하고, 추나치료까지 한다는 것은 현실적으로 불가능하다. 따라서 한의사의 처방을 받아서 물리치료사가 한의원에서 근무를 하는 방안이 최선일 것이다.

한의사와 물리치료사의 상생 노력.
두 전문가가 모두 사는 길이라고 확신한다.

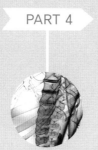

PART 4

물리치료사가 바라보는
의사의 모습

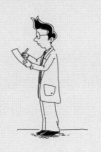

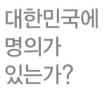

대한민국에
명의가
있는가?

이 무슨 시건방진 말인가 싶겠지만, 내가 임상에서 환자를
치료하면서 느낀 결론이며, 나 스스로에게 던지는 화두와 같
은 것이다.
나는 과연 그러한가?

명의를 선별하는 기준이 뭘까를 찾아봤다.
별다른 것이 없었다. 고작 찾을 수 있었던 것이 TV 프로그램
〈명의〉의 홈페이지였다.
나름대로는 객관성을 갖고 명의를 찾아서 취재를 한다고 하
는데, 담당 PD들이 의사들의 추천을 받고, 추천받은 의사들

의 인적사항을 조회해 본 후 해당 질환 분야에서 오랫동안 환자를 진료해 온 분들을 대상으로 취재를 하고 있었다.

'명의'.

말만 들어도 가슴이 벅차오른다. 의사가 아닌 내가 들어도 가슴 벅찬 '명의'라는 단어가 의사들에게는 얼마나 짜릿한 단어이겠는가? 사람 살리는 의사. 그들 중에서도 최고의 작위에 해당하는 명의.

하지만, 내가 규정하는 명의는 이와는 확연히 다르다.

먼저 의학이 뭔가에 대한 질문부터 시작해 보자.

의학은 과학이다. 과학은 두 가지 전제조건이 필요하다. 신뢰도와 재현성이다.

> 신뢰도란, '과연 나의 치료가 믿을 만한가?'

에 대한 것이며, 통계학적으로는 95% 이상이어야 한다. 즉, 100명의 동일한 환자를 치료했을 때 95명 이상이 똑같은 결과가 나와야 한다는 것이다. 의학은 환자를 치료하는 임상학문이기 때문에 그 결과는 완치된 것, 즉 통증지수가 '0'이 되는 것을 말하며, 이는 일상생활을 하는 데 아무런 문제가 없는 상태인 것이다.

재현성이란, '나의 치료가 제3자에 의해
똑같이 재현되는가?'

에 대한 것이다. 즉, 누군가가 나의 치료를 배워서 똑같이 따라 했을 때, 나 아닌 그 누구라도 나의 결과와 같아야 하는 것이다. 따라서 나만 아는 비방이란 있을 수 없으며, "나의 치료는 내가 개발한 것이며, 따라서 나만 아는 비방이다"라고 말하는 순간, 이미 과학이 아니며 치료행위가 아니라는 방증이다.

과연, 이 둘의 조건을 만족시키는 의사가 있을까?
이 둘의 전제조건을 만족시키지 못한다면 그 누구에게도 명의라는 타이틀을 줘서는 안 된다고 생각한다.
나의 이런 주장에 대해 "그럼 명의는 나올 수 없는가?"라고 반문할 것이다.
그렇다. 명의가 아니라, 그냥 의사일 뿐이다. 그 어느 것 하나 제대로 된 원인을 밝히지 못한 상황에서 원인이 아닌 결과를 치료하고 있는 현재의 현대의학으로서는 단 한명의 명의도 나올 수 없다는 것이 나의 생각이다.

이런 나의 강한 의견이 기존의 의료전문가들과 강하게 충돌할 수도 있지만, 그 어느 누구하나 나의 이런 의견에 반론을 제기하지 않는다. 어쩌면 말할 가치가 없다고 생각하는 것일지도 모른다.

하지만 나의 생각은 단 한 번도 흔들린 적이 없다. 위의 두 가지 전제조건을 만족시키는 의사나 혹은 의료전문가가 나올 때까지 '명의'라는 단어는 아껴 두어야 할 것이다.

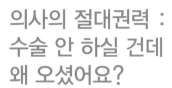

의사의 절대권력 : 수술 안 하실 건데 왜 오셨어요?

의사가 환자에게 한 말이다. 충격적이었다. 망발에 가까운 발언이었다.

대체 의사가 환자를 얼마나 얕잡아 봤으며, 얼마나 무지하게 봤으면 통증으로 고통스러워 치료를 받으러 온 자신의 환자에게 이런 무지막지한 말을 할 수 있을까! 이는 실제로 환자분이 내게 하신 말씀이다.

물론, 의사들이 의대 졸업 후에 배운 것이 수술이 전부이니, 담당의사의 관점에서는 반드시 수술이 필요하다고 판단했을 것이다.

그렇다고 해서 척추관 협착증은 수술만이 능사가 아니라는 것을, 척추수술은 재발률이 높다는 것을 의사 본인이 더 잘 알 텐데, 100번을 양보해서 의사의 수술 권유를 받아들이지 않았다고 해서, 자신에게 치료의 도움을 요청하는 환자에게 어떻게 이런 말을 할 수 있을까! 적어도 환자에 대해서 의사는 절대권력을 가진 자라고 생각하는 것은 아닌지 의심스럽다.

필자 또한 하루에 수십 명의 환자를 치료하다 보면 시간은 부족하고, 환자들은 내 맘 같지 않으니 짜증이 나기도 한다. 하지만 최대한 환자의 입장을 이해하려고 노력하는 편이다.
그것은 필자의 치료를 신뢰하지 못하기 때문일 수도 있고, 비싼 치료비가 부담이 되어서일 수도 있다. 이유야 다양하겠지만, 필자의 치료를 신뢰하지 않거나 거부하는 분들에게 적어도 나는

"그러실 거면 왜 오셨어요?"

라고 말하지는 않는다.
우리 물리치료사들도 어쩌면 환자에게 크고 작은 마음의 상처를 주고 있지는 않은지 되돌아봐야 할 것이다. 하루에 수십

명의 환자를 치료하는 물리치료사로서 자신의 치료를 신뢰하지 않는 환자분들에게 의도하지는 않았지만 마음에 상처를 주는 말과 행동을 하지는 않았는지 되돌아봐야 할 것이다.

실제로, 물리치료사는 몸으로 치료를 하기 때문에 체력적으로 힘이 많이 든다. 체력이 약해지면 정신력도 약해지니 짜증이 나 있는 환자가 별 의미 없이 툭툭 던지는 말이나 행동에 짜증이 올라오는 경우도 허다할 것이다.
나 스스로도 열심히 치료를 했고, 분명히 굳어 있는 근육이 풀리고 있고, 척추가 교정 되고 있는데도 "몸은 좀 어떻습니까?"라고 물으면 "전혀 차도가 없다"라거나 혹은 "더 아파졌다"라고 말하는 환자분들을 대할 때마다 짜증이 올라오기도 하니, 나부터 먼저 인격수양이 필요할지도 모르겠다.

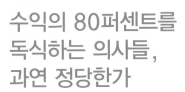

수익의 80퍼센트를
독식하는 의사들,
과연 정당한가

병원 근무자들 중에서 의사를 제외한 나머지 의료 인력들에
대한 급여는 대한민국의 평균 근로자 급여보다 높지 않으며,
오히려 더 낮다는 것이 내 생각이다.
4년제 대졸자인 물리치료사의 초임은 연봉 2,400만 원 이하
에 형성되어 있다. 실수령으로 175만 원 정도 된다.
이처럼 병원근무자들의 평균 임금이 낮은 이유는 무엇일까?

첫째 이유는 의료 인력들이 근무하고 있는 병의원급은 기업
규모로 보면 중소기업에 해당하기 때문일 것이다.
수익창출이 적으니 직원들에게 지급될 급여 또한 낮을 수밖

에 없을 것이다. 주 5일 140시간 근로정책에 따라 조금 여유
로워지기는 했지만, 월요일부터 토요일까지 근무를 하고, 시
골 지역은 일요일이나 공휴일에도 근무를 한다.

물리치료사들의 이직이 많은 이유 또한 낮은 급여도 한몫한
다는 것이 내 생각이다. 급여가 높고, 근로복지 등 처우가 좋
으면 굳이 이 병원 저 병원 옮겨 다니지 않아도 될 것이다.
물론, 여기저기서 채용하는 곳이 많은 것도 이직률이 높은
이유이기도 하다. 하지만 그보다 우선적인 것은 물리치료사
들의 노동생산력에 대한 적절한 보상이 되지 않는 것이 높은
이직률의 가장 큰 이유가 아닌가 싶다.

두 번째 이유는 자본의 독식 혹은 집중화가 더 큰 문제라고
지적하고 싶다.

병원급 이상(입원실과 수술실이 있는 100병상 이상의 병원급)의 병원
은 주 수입원이 수술비일 것이다. 이외에 MRI와 같은 고가
의 검사비일 것이다. 하지만 입원실과 수술실이 갖춰져 있지
않은 의원급은 마땅한 수입원이 없다. 대표적인 수입원이 물
리치료라고 해도 과언이 아니다. 물론 의사의 진료수익이 더
많을 수도 있지만, 물리치료사가 없는 상황에서는 치료를 받
기 위해 내원하는 환자의 수가 많지 않을 것이기 때문에 진료

수익이 높지 않는 엄연한 현실이다.

의원급에서는 물리치료사들이 업무의 80% 이상을 담당한다고 해도 과언이 아니다. 그럼에도 불구하고, 수익의 80% 이상은 진료를 담당하는 의사의 몫이다. 이처럼 수익의 80% 이상을 독식하는 현행 구조가 바뀌지 않는 한, 물리치료사들의 처우 개선은 불가능한 일일 것이다.

이 문제를 해결하기 위해서는 일차적으로 의사가 욕심을 좀 내려놓아야 할 것이다. 고용주인 의사에게는 의료기관 폐업이라는 리스크가 있고, 의사라는 직업적인 프리미엄이 있기 때문에 고임금을 받는 것은 당연한 일일지도 모른다.
하지만 의사 개인의 진료와 치료만으로 수익이 창출되는 것이 아니라, 함께 근무하는 스텝들이 있기 때문에 수익이 발생하는 것이고, 더욱이 재활병원이나 노인전문병원 그리고 물리치료사들이 근무하는 1차 의료기관(정형외과, 신경외과, 통증의학과, 재활의학과, 가정의학과, 일반의원 등)의 수익 창출은 물리치료사가 전적으로 담당하고 있다고 해도 과언이 아니다.

이러한 점에서 사회적으로 합의되는 적정 급여를 산정해 놓고, 초과하는 잉여분에 대해서는 직원들에게 되돌려주거나 혹은 적립을 통해서 더 나은 의료서비스나 직원복지를 위해 사용해야 할 것이다. 그 이유는 함께 노력해서 벌어들인 돈이기 때문이다.

그리고 물리치료사는 자신의 노동력의 가치를 계산해 봐야 할 것이다. 노동력을 임대해 준 대가로 자신을 고용한 의료기관에 얼마 정도의 수익을 창출하는지 계산이 되어야 할 것이며, 이 수익을 기반으로 자신의 노동력의 가치를 환산할 수 있을 것이다.

자본에 의해 지배되는 삶을 사는 물리치료사로서가 아니라, 물리치료사 스스로 자신의 노동력의 가치를 산출해 본다면, 좀 더 나은 수익이 환원되지 않을까 생각해 본다.

양의사의
한의사 공격,
과연 정당한가

아는 사람은 다 아는 이야기이지만, 일반인들은 잘 모를지도
모르는 이야기.

양의사는 한의사를 의사 축에 끼워 주지 않는다.

이건 내 생각이 아니라, 의료계에 일상화되어 있는 사실이
다. 한의사 입장에서는 기분 나쁘게 들리겠지만, 딱히 반박
할 것도 못되는 모양이다.
그 이유는 과학화되어 있지 않은 한의계의 아킬레스건과도
같은 것이다.

하지만 내가 임상에서 경험해 본 결과는 이와는 다르다. 즉, 양의사가 한의사 욕할 처지가 아니라는 소리다.

한번 따져 보자. 양의사가 환자에게 할 수 있는 것이 무엇인가?

사실 톡 까놓고 이야기해서 수술을 빼면 아무것도 할 수 있는 게 없지 않은가 말이다.

그나마 약을 처방하는 정도인데, 이놈의 약이라는 것도 양의사가 만드는 것이 아니라 제약회사에서 만들고, 영업사원의 가르침을 받아서 환자에게 처방하는 수준이다. 그러니 직접 한약을 조제하고, 그 맛을 보고, 환자의 증상과 체질에 맞춰서 과학화되지는 않지만, 그나마 자신의 경험과 내공을 쌓아서 환자에게 직접 약을 조제해 주는 한의사에 견줄 바는 아니라는 것이 내 생각이다.

그리고 양의사는 진료실에 앉아서 하는 일이라고는 환자와 상담해서 진단을 내리고, 진단에 따른 처방전에 따라 80% 이상은 스텝들이 그 역할을 하고 있지 않은가? 의사의 지도라는 미명하에 말이다.

하지만 이 지도라는 것도 제대로 이루어지지 않는 것이, 의사가 물리치료라는 학문을 배운 적이 없는데, 어떻게 적절한 처방을 내릴 수 있겠는가? 그냥 루틴이라고 하는 핫팩, 전기치료, 초음파 3종 세트가 태반이다. 이러니 국민들이 물리치료라고 하면 위의 세 가지를 해 주는 사람이라고 인식하는 것이다.

그나마 재활의학과 의사들은 물리치료에 대해 조금 안다고 물리치료사를 믿고 처방을 내리고, 서로 Co-work을 하는 정도이지, 결코 의사가 물리치료사를 지도할 수 있는 역량과 의학적인 지식이 없다는 것은 삼척동자도 다 아는 사실이다. 이런 상황에서 무슨 의사라고 똑같이 6년을 공부한 한의사를 허접하게 내려다보고, 동료직원인 물리치료사와 간호사를 값싼 직원 다루듯이 하는지 의문스럽다.

말이 나와서 말인데, 의사와 한의사 그리고 물리치료사 세 명의 전문가를 두고 환자를 치료해 본다면 가장 우수한 인력은 물리치료사이며, 두 번째가 한의사이며, 세 번째가 의사일 것이다.
수술을 빼면 아무것도 할 수 없으면서 단지 의사라는 이유로, 의사가 아닌 모든 사람을 수준 이하로 내려다보는 의사들의 권위의식을 버려야 할 것이다.

대한민국에서만 유독 물리치료사들의 개원이 허가되지 않고 있고, 세계적인 트렌트인 대체의학이 뿌리를 내리지 못하는 이유가 의사들의 방해공작 때문이지 않은가 말이다. 그 잘난 사람 살리는 의사가 뭐가 무섭고 두려워서 전 세계인들이 다하고 있는 물리치료실 개업과 대체의학을 방해하느냐 말이다.

안경사가 안경원을 개원하고, 치기공사가 기공소를 개원해서 안과의사와 치과의사의 지도를 받지 않더라도 아무런 문제없이 국민 경제에 이바지하고 있는 엄연한 사실 앞에 이제 물리치료와 대체의학도 의사들의 손아귀에서 벗어나기를 간절히 바란다.

허리가 아파서 죽을 지경인데, 수술을 안 하고 버틸 장사가 어디 있을까

 국내에서 2011년 시행된 척추수술은 15만 3,661건이다. 2002년의 3.7배에 달한다. 고령화 때문에 10년 사이에 수술 수요가 늘긴 했다지만 그것만으로 이렇게 수술이 늘어났을까. 건강보험심사평가원 전문 심사위원은 이와 관련, "척추 전문을 표방한 중소병원(30~100병상)이 우후죽순 늘어나 경쟁이 심화된 것과 무관하지 않다"고 말했다. 심평원이 과잉수술로 판정한 수술 중 이들 중소병원에서 이뤄진 것이 2008년 57%였으나 2011년에는 81%로 증가했다.

과잉수술의 대표적인 사례는 성급한 수술, 과도한 수술이다. 디스크 수술은 6~12주, 척추성형술(경피적 방법)은 2~3주, 척추유합(고정)술은 최대 3개월 물리치료 · 운동요법 등을 한 뒤 차도가 없으면 수술하게 돼 있다.

영국의 국립보건임상연구소(NICE)도 요통 환자의 상태에 따라 12주간 운동프로그램(에어로빅 · 스트레칭 등) · 물리치료 · 침 · 약물(진통제)치료 등을 선택하도록 의무화하고 있다.

– 〈중앙일보〉 신성식 기자, 2013. 02. 07.

허리가 아파서 척추를 수술하는 건수는 대한민국이 단연 최고다. 인구 10만 명당 척추 수술 건수는 우리나라가 일본의 3배, 미국의 1.5배로 알려져 있다. 일본과 미국 그 외 의료선진국의 국민들보다 유독 우리나라 국민들의 허리가 취약해서도 아닐 것이고, 이들 나라보다 의료수준이 낮아서도 아닐 터인데, 왜 유독 대한민국에서만 이토록 척추수술을 하는 빈도가 높은 것일까?

심평원과 보험공단에서는 과잉척추수술에 대해 감시를 강화한다고는 하지만, 이미 시행한 척추수술에 대한 비용은 지불되어야 마땅할 것이다. 이보다 앞서 척추수술률을 낮추는 방안을 마련해야 할 것이다.

허리가 아파서 죽을 지경인데,
척추수술을 안하고 버틸 장사가 어디 있을까!

하지만 필자는 수술이 아닌 다른 방법을 강구해야한다는 것을 말하고 싶다.

글을 시작하기 전에 대한민국에서 유독 높은 척추수술률. 과연 이러한 현상을 의사들의 비양심적인 문제로만 몰아갈 문제인지도 한번 짚어 봐야 할 것이다. 그렇다면 대한민국이 유독 척추수술률이 높은 이유는 무엇일까?

첫째, 척추수술 전문가, 소위 대가라고 하는 분들이 한국에 많기 때문일 것이다.

실제로 외국의 유명 의료진들이 한국의 척추수술 기법을 배우러 오기도 하고, 국내 의사가 외국병원에 초청되어 시연을 보이기도 한다. 국내 의료진들의 의료 수준이 높다는 방증일 것이다.

둘째, 자본에 의해 지배된 의사들의 양심이다.

나는 의사가 아니라서 자세한 내막은 잘 모르지만, 적어도 척추수술 건수에 따라 의사들의 급여가 차등 지급되는 인센티브제가 적용되고 있고, 고용된 의사의 입장에서는 원하지도 않는 수술을 환자에게 권하는 일도 생길 것이라 생각된다. 또한 개원의는 병원의 경영상의 문제로 인해 비양심적인 수술을 권고하는 일도 비일비재할 것이다.

셋째, 실비보험의 문제이다.
의료민영화에 대해 전 국민들이 반대를 하고 있다. 하지만 정작 우리는 어떠한가? 이미 민간보험 의존율이 상당히 높다. 대한민국 국민의 80%가 가입했다는 실비보험 또한 척추수술률을 높이는 큰 원인 중에 하나가 아닌가 싶다. 척추수술은 간단한 시술에서부터 척추유합술까지 비용은 최소 200만 원에서 1천 5백만 원 정도가 소요되는 것으로 알고 있는데, 실비보험회사에서 입원과 검사비일체 그리고 수술비용의 80~90%를 지급하고 있으니, 병원에서는 병원코디네이터라는 직업군을 채용하여 보험회사에 청구할 수 있는 금액에 대해 환자에게 설명을 하고 있고, 환자 또한 보험회사에서 환급을 받을 수 있으니 쉽게 척추수술을 하는 것이다. 복합적으로 얽히고설켜 있는 이 문제를 단지 의사의 양심적인 문제로만 치부하기에는 난제가 참 많다는 생각이다.

의사가 척추수술을 권한다 하더라도 덜컥 수술을 결정하는 사람은 많지 않을 것이다. 수술이라는 자체가 사람을 공포로 몰아넣기 때문에 이런저런 고민도 하고, 그 과정에서 이런저런 치료를 받아 보고, 결국 할 수 있는 치료는 다 했는데도 낫지 않으니 수술을 하는 사람들이 오히려 더 많을 것이다.

전 세계적으로도 디스크환자라 하더라도
최소 6주 이상의 보존적인 치료를 권고하고 있지만,
이 기간 동안 치료가 되지 않으니
수술을 하는 게 아니겠는가.

그렇다면 보존적인 치료에 포함되는, 어쩌면 가장 중요한 물리치료가 제대로 이뤄지지 않는다면, 수술 빈도는 자연히 상승할 수밖에 없을 것이다. 적절한 물리치료사를 찾는 것도 쉽지 않은 일이다. 전문물리치료사 제도를 활성화한다고는 하지만, 대한물리치료사협회에서도 전문물리치료사제도에 대해 학계와 협회가 항상 불협화음을 내고 있으니, 전혀 진척이 되지 않고 있는 상황이다.
수술 전 6주 이상의 보존적인 치료를 하라는 WHO와 대한민국의 권고.

보존적인 치료(conservative treatment)란
의사들의 수술을 제외한 나머지 치료행위를 말하는데,

가장 중요한 치료가 바로 물리치료다.

운동치료와 도수치료 그리고 체형교정과 자세교육 등이 물리치료사에 의해 제대로 그리고 효과적으로만 이루어진다면 , 단 한 건의 척추수술도 필요 없다는 것이 내 생각이며, 흔들리지 않는 진실이다.

그렇다면 무엇이 문제인가? 물리치료사가 대한민국에도 엄연히 하나의 직업군으로 자리 잡고 있고 병원에도 투입되어 있음에도 불구하고, 전 세계에서 대한민국에서 척추수술률이 가장 높은 이유가 뭘까?

나 스스로 물리치료사이지만, 냉철히 따져 볼 문제다.

첫째, 물리치료사의 윤리성과 치료마인드를 지적하고 싶다.

물리치료사 스스로 디스크가 탈출되고, 척추관이 협착이 되는 명확한 이유를 모르고 있는 경우가 허다하다. 디스크가 탈출되는 이유를 모르니 눈감은 봉사가 코끼리 만지는 격으로 치료를 하고 있다. 상황이 이러하니, 어떤 환자는 좋아지는데 어떤 환자는 좋아지지 않은 현상이 벌어지는 것이다.

물리치료사 스스로 자신에게 되물어봐야 한다. 과연 척추수술을 앞두고 있는 이 환자가 내 아내라면 혹은 내 가족이라면 치료해 낼 수 있겠는가? 그러한 마음으로 환자를 치료한다면 치료 결과는 분명 달라질 것이다. 설령, 디스크가 탈출하고, 척추관이 협착이 되는 명확한 이유를 모른다 하더라도, 가족을 치료해 내겠다는 정성을 척추수술을 앞두고 있는 환자에게도 적용할 수 있다면, 결과는 분명 달라질 것이다.

둘째, 노동력에 대한 적절한 보상이 이루어져야 한다.
물리치료사가 자신의 온몸으로 환자를 치료를 해도 급여에 변동이 없다면, 나 몰라라 하는 상황이 연출될 것이다. 인센티브 때문에 불필요한 수술을 권하는 의사들의 비양심을 지적했던 내가 정작 물리치료사에게도 인센티브를 줘야 한다는 것은 이중적으로 보일 수도 있지만, 자신의 치료행위에 대한 적절한 보상이 이뤄지지 않는 한 체력적으로도 힘들고, 의료사고에 노출되어 있는 상황에서 윤리성만을 강조하기에는 설득력이 부족할 것이다. 적절한 보상이 이뤄지지 않는 한, 어느 누구도 적극적인 치료를 하기는 힘들 것이다.

셋째, 결국은 개원이다.
위 두 가지를 일소에 해결할 수 있는 방법은 역시 물리치료사들을 개원시키는 것이다. 개원을 한 물리치료사는 경영자가 되는 것이기 때문에 물리치료실을 정상화시키기 위해서라도 질적이고 최선의 치료서비스를 할 수밖에 없을 것이다. 환자는 낫지 않으면 내원하지 않을 것이고, 치료실은 폐업에 직면할 것이다. 이 상황에서 어느 누가 최선의 노력을 다하지 않겠는가?

또한 기존 병원에서 근무하는 물리치료사들 중에 우수한 인력이 개원을 해서 빠져나가지 않도록 개원의 또한 물리치료사에게 적절한 처우를 해 줄 것이기 때문에 물리치료의 질적인 수준은 상승할 수밖에 없을 것이다. 이러한 노력과 결과는 결국 대한민국 국민과 의료보험공단 그리고 민간보험회사가 공히 공유하게 될 것이다. 더불어 국가경제에도 도움이 되는 선순환구조가 될 것은 명백하다.

세계보건기구와 대한민국 정부가 권고하는 척추수술 전 6주간의 보존적인 치료.

결국 물리치료 외에는 없다는 소린데, 이래저래 국민들만 피해를 보고 있는 이 상황이 한시라도 빨리 해소되기를 기대해 본다.

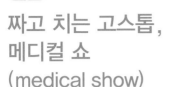

짜고 치는 고스톱,
메디컬 쇼
(medical show)

주위분들이 묻는다.

"이 박사님, 어제 ○○ TV 보셨어요?"

짜고 치는 고스톱, 메디컬 쇼(medical show)라는 게 있다.

내가 고등학교 다닐 때쯤인가, 할렐루야 기도원이라는 곳에서 암 환자를 치료하는 장면이 TV에 공개되면서 이슈가 되었던 적이 있었다.

환자를 무대에 올려서 손바닥으로 환자의 배를 슥슥 긁는데, 피가 줄줄 흐른다. 곧이어 암덩어리를 빼냈다면서 신도들에게 보여 준다. 그 장면을 본 신도들은 열광의 도가니다.

진주에서 매년 10월 초, 개천절에 맞춰서 열리는 개천예술제라는 축제가 있다.

유등축제의 저작권 문제로 진주시장이 서울시장과 한판 하면서 대한민국 국민들에게 알려졌고, 외국 축제에 유등을 보낸다는 뉴스도 나오고 했는데, 그 축제가 바로 진주에서 개최되는 개천예술제 혹은 유등축제라는 것이다.

내가 어릴 때 강변 백사장에서 본 약장수 아저씨가 생각난다. 어디서 어떻게 만들었는지도 모르는 약을 파는 아저씨인데, 허리를 펴지 못하는 어느 아주머니를 무대 한가운데로 불러내서는 바닥에 눕혀 놓고, 척추를 교정하는 것이다. 마이크까지 허리에 대고 척추교정음을 들려준다. 그 모습을 지켜보던 시민들은 탄성을 지른다.

아주머니는 씻은 듯이 나은 듯 허리를 죽 펴고 유유히 걸어서 저 멀리 사라진다.

이윽고 다른 분이 구경꾼들을 돌아다니면서 연고와 같은 약을 판다. 척추교정을 했는데, 교정술을 파는 것이 아니라 왜 연고를 팔았을까? 그리고 구경꾼들은 교정술을 사는 것이 아니라, 왜 연고를 샀을까? 그 연고만 바르면 척추교정과 같은 효과를 내면서 허리가 낫는다는 믿음 때문이었을까?

현재, 종편채널이 만들어지고 난 최근 몇 년간 쇼킹한 사건들을 다루면서 시청자들을 급박하듯이 고함을 치는 진행자나 더불어 무슨 큰 난리라도 난 듯이 목소리에 힘주어 말하는 패널들이 많아졌다. 듣는 내내 불편하기 짝이 없다.
"인간의 영혼을 피폐하게 만드는 종편의 정치기사는 틀지 마라."라고 직원한테 엄포를 놓은 적이 있다.

정치기사뿐만 아니라, 의료와 관련된 방송도 이와 같은 행태를 보이고 있다.
오십견으로 고생하고 있다는 어느 아주머니가 팔뚝을 몇 번 톡톡 치니 팔이 쑥 올라가고, 몇 년간 관절염으로 고생한다면서 휠체어를 타고 스튜디오에 나온 여자분은 휠체어에서 일어나서 걸어가 버리고, 장풍을 쏜다면서 사람들을 일렬로 세워 놓고 밀어 버리니 사람들이 도미노처럼 쓰러진다.
그리고 그 모습을 지켜보는 패널들은 벌어진 입을 다물지 못하는 가운데, 의사라는 사람은 자기가 무슨 말을 하는지도 모르는 말들을 의학용어를 섞어 가며 맞장구를 쳐대고, 편집 직원들은 친절하게 한글자막까지 넣어주니, 그 장면을 지켜보며 열광하는 시청자들이나 내가 어릴 때 개천예술제때 봤던 약장수 아저씨의 모습에 열광하던 구경꾼들이나 할렐루야기도원에서 열광하던 신도들이나 다 똑같아 보인다.

어느 날 우연히 종편 TV를 보는데, 종편에서 종횡무진 달리고, 홈쇼핑에서 광고도 하면서 유명세를 타는 어느 한의사가 무릎과 허리통증에 대한 강의를 하는 모습을 봤다.

한의사가 언제부터 척추에 대해 관심이 많았으며, 언제부터 근육에 대해 공부를 했는지는 모르겠지만, 양의사도 모르는 근육학에 대한 강의를 한다. 그리고는 엑기스만 가지고 나왔다고 설레발친다.

동원된 관객들은 환호를 하며 감사의 박수를 친다. 이윽고 발바닥에 테니스공을 몇 번 굴리고 나니, 무릎이 아프다던 패널이 뛰어 다닌다. 그 모습을 보고 웃고 떠들고, 그야말로 감동의 도가니다.

그나마 정확한 사실을 강의했더라면 한수 배우는 심정으로 공감을 하고 시청을 했겠지만, 강의를 듣는 내내 기분이 좋지 않았다. 운동치료학과 근육학에 대해 전혀 배운바 없고, 이 학문을 이용해서 치료를 하지도 않는 분들이 어떻게 운동치료와 근육의 원리에 대해 강의를 한단 말인가?

운동치료와 근육학의 전문가는 당연히 물리치료사다.

운동치료학과 근육학은 물리치료학과에서 배우는 중심학문 가운데 하나이며, 임상에서 환자를 치료할 때도 이 두 가지 학문적인 근거를 바탕으로 치료를 하고 있다.

어설프고, 전혀 과학적이지도 않은 운동치료와 근육학을 끌고 나와서 국민들을 현혹하는 질낮은 강의는 제발 그만두었으면 하는 간절한 바람이다.

그리고 언제가 한번은

> "의료전문가들이 근육의 작동 원리인 근육학과
> 기능해부학을 모르고 환자를 치료하고 있다.
> 이 학문에 대한 전문가는 오직 물리치료사뿐이다."

라는 내 글을 보고는 한 분이 발끈했다.

내용인즉, "모든 의사들이 근육학에 대해 모르는 사람은 없다. 심지어 치과의사들도 근육에 대해 공부를 한다."면서 "의사 같지 않은 의사들도 있는 반면에 물리치료사 같지 않은 물리치료사도 있는 것이니, 모든 의사를 일반화하지는 마라."는 엄포성의 댓글을 접한 적이 있다.

당시에는 그 분의 심정을 이해해서

"힘없는 백성이 대통령 욕이라도 하면서 하소연하듯이, 의료 권력을 독식하고 있는 의사에 대해 힘없는 물리치료사가 할 수 있는 하소연 정도로 여겨 주십시오."

라고 이해해 달라고 했다.

하지만 내가 아무런 근거도 없이 의료전문가들이 근육학과 기능해부학에 대한 지식이 전무하며, 오직 물리치료사만이 전문가라고 이야기했을까?

그렇지 않다.

내가 테니스를 약 9년 정도 치고 있는데, 테니스를 한번 예로 들어 보자.

테니스라켓의 줄이 몇 줄이고, 무게는 몇 그램이며, 테니스공을 알고 있다고 해서 "나는 테니스를 칠 수 있다."라고 말하지 않는다. 그리고 이제 갓 시작한 햇병아리가 테니스를 칠줄안다고 말할 수도 없을 것이다. 전문성을 따지면 초보적인 수준이며, 아마추어 수준인 것이다.

마찬가지로, 의대에서 근육의 이름을 외웠고, 어느 근육이 어디에 붙어 있는지 안다고 해서 근육학과 기능해부학에 대해 안다고 말하는 것은 어불성설일 것이다. 이 정도의 해부학적인 지식은 물리치료학과에서 1학년 때 배우는 기초해부학(fundamental anatomy)에 해당하는 정도의 지식이다.

로봇과학자들도 인체의 근육의 원리를 이용해서 설계를 한다는 소리를 들은 적이 있다. 인간의 모든 움직임은 해당 신경을 따라 전기적인 신호를 받은 근육이 빠른 속도로 수축과 이완을 하면서 이루어지는데, 이 원리를 로봇에도 적용시키고 있으며, 근육학이나 인체역학에 대한 전문가가 함께한다는 이야기를 들은 적이 있다.

이처럼 근육학은 공학에서도 그 원리가 포함될 정도로 매우 중요한 학문이다. 따라서 한 학기 혹은 두 학기 정도 해부학을 배웠다고 해서 근육학과 기능해부학, 좀 더 나아가서 인체역학을 다 알고 있다고 말해서는 안 될 것이다.

시청자들의 눈높이를 자꾸 낮추고, 의료의 정보를 교란하는 이런 프로그램의 연출자들과 이러한 프로그램에 출연하는 의료진들도 각성하고, 원래의 모습, 사람 살리는 의사의 모습으로 되돌아가기를 먼 진주에서 바란다.

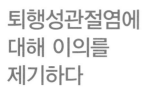

퇴행성관절염에
대해 이의를
제기하다

사람 관절연골의 마찰 계수(미끄러짐 정도)는 어느 정도 될까?

비 오는 날 타이어와 젖은 시멘트 마찰계수가 0.7, 스테인리스 그릇과 그릇사이 마찰 계수가 0.3, 플라스틱과 플라스틱 마찰 계수가 0.2, 얼음과 얼음 마찰 계수가 0.03, 사람관절 연골 마찰계수가 0.001로써 사람 연골은 비 오는 날 운행하는 차보다는 700배, 얼음과 얼음 미끄러지는 것보다는 3배 이상 미끄러워서 만약 파리가 사람 연골에 앉으면 그냥 낙상할 것이다.

이러한 연골이 닳아 없어지면 급격히 마찰이 발생되어 처음에는 얼음과 얼음이 부딪힌 것처럼 미끄러운 연골이, 나무와 나무가 부딪히는 것처럼 악화된다.

바로 이 시점, 즉 연골이 닳아서 오버코트 보푸라기처럼 일어날 때가 초기 관절염 상태로 서로 연골이 까칠까칠하게 부딪히므로 열이 발생되고 이 열은 고스란히 관절의 활액을 변질시키면서 물이 차게 된다.

오래된 차 엔진오일 상태가 안 좋아지는 것과 비슷한 현상이다. 관절에 생기는 물은 관절염으로 인한 결과이지, 원인이 아니라는 것에 주목해야 한다.

결국 물이 안 생기게 하려면 오버코트 보푸라기처럼 일어났던 연골 면을 원상으로 복구하면 되는 것인데, 세탁소 다리미로 다릴 수도 없고 한번 벗겨지고 닳아지는 연골(물렁뼈)은 점점 뼈가 드러날 정도로 악화만 되었지 다시는 원상으로 회복이 안 된다는 것에 우리의 고민이 커지는 것이고 세상에서 가장 어려운 일이 관절에 물 말리는 것이 되는 것이다.

사실 관절이 악화되는 진행과정과 관절에서 물을 빼는 것과는 아무런 관계가 없다. 마치 카센터에서 엔진 오일을 교환한다고 해서 차가 나빠지는 것은 아니다. 5천 킬로마다 엔진 오일을 갈면서 30만 킬로 정도 되면 폐차를 시킨다 하여 엔진 오일을 갈았던 카센터 주인을 혼낼 수 없는 것처럼······.

일 년에 한두 번 정도 물을 빼면서 수년이 흘러 관절이 수명을 다하여 인공관절 수술을 받았다 하여 그동안 물을 뺐던 의사가 나쁜 놈이 될 수는 없다. 어차피 물을 빼든 안 빼든 관절은 나이가 들어감에 따라 악화되기 마련이므로 너무 물 빼는 것에 목멜 필요가 없는 것이다.

관절에 생긴 물은 관절염의 산물로써 물 (삼출)을 빼든지 안 빼든지 관절염의 자연경과(악화여부)에 큰 영향이 없으므로 큰 신경 쓰지 말 것이며, 열심히 처치하는 의사를 믿기 바란다.

차에 엔진오일 교환 여부는 카센터 사장이 상태를 보고 결정하고 엔진 오일을 교환한다고 해서 차 상태가 악화 되지는 않듯이 물을 뺄 것인지 말 것인지는 의사가 결정을 하고 물을 뺀다 하여 관절염이 악화되는 일은 추호도 없다.

위 글은 어느 정형외과 의사가 적은 칼럼이다.

이 글을 읽는 내내 나는 불편한 심기를 감출 수가 없었다. 관절이 닳아서 물이 생기면 그 물을 빼 주고, 빼고 빼고 또 빼서 더 이상 빠질 물이 없으면 그때는 인공관절 수술을 하는 것이니, 물 뺀 의사를 탓하지 말라는 항변을 어떻게 받아들여야 할까?

위의 주장이 사실이라면 '불편한 진실'이라 여기고 받아들이겠지만, 사실이 아닌 내용을 마치 사실인 양 "내 말을 들어라"는 식의 맹목적인 웅변이 글을 읽는 내내 불편했던 것이다.

위 글은 관절염으로 인해 생기는 물은 관절염의 원인이 아니라 결과라는 것까지는 잘 접근했지만, 손상이 생기는 원인은 차치하고라도, 관절 내에 물이 생기는 것이 조직손상의 1차 반응인 부종이라는 것을 몰랐던 것일까?

관절연골이 손상되기 때문에 생기는 부종, 즉 물인데, 관절연골이 추가적인 손상이 되지 않도록 조치를 취해야 하는 것이지, 연골의 손상으로 인해 생긴 물 빼기만 하고 있는 것은 참 답답한 노릇이다. 물을 빼 주는 것이 우선이 아니라, 관절연골이 손상되지 않도록 치료해야 더 이상 물이 생기지 않을 텐데 말이다.

관절염(arthritis)은 관절연골(articular cartilage)이 닳은 것이다. 그렇다면 멀쩡하던 관절연골이 닳아 버린 이유는 무엇일까?

현대의학이 바라보는 퇴행성관절염의 원인은
나이와 과사용에 의한 퇴행이라고 한다.

나이가 많이 들어서, 많이 사용해서 관절연골이 퇴행이 되었다면 무슨 용빼는 재주가 있어 치료를 할 수 있을까? 인간이 나이가 들어 늙어서 죽는 것을 막을 수 없듯이 관절염 또한 나이 때문이라고 한다면 말이다. 한심하기 짝이 없는 노릇이다. 인간의 몸에 있는 관절연골은 정상 상태에서는 아무리 나이가 많아도, 아무리 많이 사용해도 닳지 않는다. 그 이유는 앞서 언급했듯이 마찰력이 거의 제로이기 때문이다. 마찰력이 제로인데 어떻게 닳는다는 말인가?

관절연골이 닳는 이유는 나이가 많이 들어서 혹은 많이 사용해서가 절대 아니다.

이 말이 사실이라면, 나이든 모든 사람은 퇴행성관절염이 생겨야 하는 게 아닐까? 내 생각은 그렇다.

관절연골이 닳는 이유는 대퇴골과 하퇴골의 정렬상태가 맞지 않는 상태에서 압박력이 가해져서 마찰력이 생기기 시작하기 때문이다. 마찰력이 생기면 열이 발생하고, 마모가 시작되면서 연골이 닳아 퇴행이 되는 것이다. 이 상태가 퇴행성관절염(degenerative arthritis)이다.

따라서 퇴행이 된 관절연골에 생긴 물을 빼거나 혹은 영양제 주사를 놓는다거나 혹은 내시경으로 닳아 있는 연골을 청소하거나 혹은 아예 닳아 버린 연골을 제거하고 인공관절로 수술하는 것으로는 치료가 될 수 없다.

퇴행성관절염은 대퇴골과 하퇴골의 정렬상태가 맞지 않아서 그 사이에서 충격완충 작용을 하는 관절연골이 닳아 버린 것이기 때문에 치료는 대퇴골과 하퇴의 정렬상태를 맞춰주는 치료를 해야 하는 것이지, 닳아 버린 관절연골을 어찌해 보겠다는 발상은 그만두어야 한다.

그렇다면 대퇴골과 하퇴의 부정정렬상태는 어떤 상태를 말하는 것일까?

이 질문에 대해 그 어느 누구도, 그 어떤 책에서도 언급을 하지 않고 있지만, 나는 알고 있다.

퇴행성관절염이 생기는 이유는 하퇴에 비해 대퇴가 외회전 되어 있는 상태에서 일상생활을 하기 때문이다.

그냥 쉽게 얘기해서 대퇴는 외회전 되고,
하퇴는 내회전된 상태라고 생각하면 된다.

인간이 무릎을 펴는 동작을 하면 무릎이 완전히 펴지기 전 약 5~15도 전에 하퇴가 외회전 하면서 대퇴골과 관절면이 일치하게 된다. 이 현상을 '나사못기전(screw-home mechanism)'이라고 한다. 무릎이 완전히 펴지는 동작을 할 때 이 나사못기전이 정상적으로 작동하지 않으면 무릎은 완전히 펴지지 않은 채 걸어 다니게 되는데, 이런 보행습관이 지속되면 관절연골이 닳기 시작하는 것이다.

퇴행성관절염 환자들은 하나같이 무릎이 약간 구부정한 상태로 걸어 다니고 있고, 무릎은 바깥으로 벌어진 오다리를 하고 있는데, 이것이 바로 고관절이 외회전 되어 있다는 증거다. 그리고 발끝이 바깥을 향하는 팔자걸음을 걷고 있다는 것을 알 수 있다.

고관절이 외회전 되고 무릎이 펴지지 않고 오다리가 된 것은 물론 뼈가 돌아가 있는 것이지만, 대퇴골과 하퇴골을 움직이는 힘은 결국 근육이라는 점에서, 치료의 포커스는 닳아 버린 관절연골이 아닌 연골을 닳게 하는 근육이 되어야 한다.

모든 통증의 원인은 근육이다.
적어도 내가 아는 신경근골격계 질환은 그렇다.